中国史话

物质文明系列

医学史话

A Brief History of Medicine in China

朱建平　黄　健 / 著

社会科学文献出版社
SOCIAL SCIENCES ACADEMIC PRESS (CHINA)

图书在版编目（CIP）数据

医学史话/朱建平，黄健著.—北京：社会科学文献出版社，2012.3（2014.8重印）
（中国史话）
ISBN 978-7-5097-3017-1

Ⅰ.①医… Ⅱ.①朱… ②黄… Ⅲ.①中国医药学-医学史 Ⅳ.①R-092

中国版本图书馆CIP数据核字（2011）第271500号

“十二五”国家重点出版规划项目

中国史话·物质文明系列

医学史话

著　　者／朱建平　黄　健

出 版 人／谢寿光
出 版 者／社会科学文献出版社
地　　址／北京市西城区北三环中路甲29号院3号楼华龙大厦
邮政编码／100029

责任部门／人文分社（010）59367215
电子信箱／renwen@ssap.cn
责任编辑／孔　军　宋荣欣
责任校对／王明明
责任印制／岳　阳
经　　销／社会科学文献出版社市场营销中心
（010）59367081　59367089
读者服务／读者服务中心（010）59367028

印　　装／北京画中画印刷有限公司
开　　本／889mm×1194mm　1/32　印张／6.5
版　　次／2012年3月第1版　字数／127千字
印　　次／2014年8月第2次印刷
书　　号／ISBN 978-7-5097-3017-1
定　　价／15.00元

总序

中国是一个有着悠久文化历史的古老国度，从传说中的三皇五帝到中华人民共和国的建立，生活在这片土地上的人们从来都没有停止过探寻、创造的脚步。长沙马王堆出土的轻若烟雾、薄如蝉翼的素纱衣向世人昭示着古人在丝绸纺织、制作方面所达到的高度；敦煌莫高窟近五百个洞窟中的两千多尊彩塑雕像和大量的彩绘壁画又向世人显示了古人在雕塑和绘画方面所取得的成绩；还有青铜器、唐三彩、园林建筑、宫殿建筑，以及书法、诗歌、茶道、中医等物质与非物质文化遗产，它们无不向世人展示了中华五千年文化的灿烂与辉煌，展示了中国这一古老国度的魅力与绚烂。这是一份宝贵的遗产，值得我们每一位炎黄子孙珍视。

历史不会永远眷顾任何一个民族或一个国家，当世界进入近代之时，曾经一千多年雄踞世界发展高峰的古老中国，从巅峰跌落。1840 年鸦片战争的炮声打破了清帝国“天朝上国”的迷梦，从此中国沦为被列强宰割的羔羊。一个个不平等条约的签订，不仅使中国大量的白银外流，更使中国的领土一步步被列强侵占，国库亏空，民不聊生。东方古国曾经拥有的辉煌，也随着西方列强坚船利炮的轰击而烟消云散，中国一步步堕入了半殖民地的深渊。不甘屈服的中国人民也由此开始了救国救民、富国图强的抗争之路。从洋务运动到维新变法，从太平天国到辛亥革命，从五四运动到中国共产党领导的新民主主义革命，中国人民屡败屡战，终于认识到了“只有社会主义才能救中国，只有社会主义才能发展中国”这一道理。中国共产党领导中国人民推倒三座大山，建立了新中国，从此饱受屈辱与蹂躏的中国人民站起来了。古老的中国焕发出新的生机与活力，摆脱了任人宰割与欺侮的历史，屹立于世界民族之林。每一位中华儿女应当了解中华民族数千年的文明史，也应当牢记鸦片战争以来一百多年民族屈辱的历史。

当我们步入全球化大潮的21世纪，信息技术革命迅猛发展，地区之间的交流壁垒被互联网之类的新兴交流工具所打破，世界的多元性展示在世人面前。世界上任何一个区域都不可避免地存在着两种以上文化的交汇与碰撞，但不可否认的是，近些年来，随着市场经济的大潮，西方文化扑面而来，有些人唯西方为时尚，把民族的传统丢在一边。大批年轻人甚至比西方人还热衷于圣诞节、情人节与洋快餐，对我国各民族的重大节日以及中国历史的基本知识却茫然无知，这是中华民族实现复兴大业中的重大忧患。

中国之所以为中国，中华民族之所以历数千年而不分离，根基就在于五千年来一脉相传的中华文明。如果丢弃了千百年来一脉相承的文化，任凭外来文化随意浸染，很难设想13亿中国人到哪里去寻找民族向心力和凝聚力。在推进社会主义现代化、实现民族复兴的伟大事业中，大力弘扬优秀的中华民族文化和民族精神，弘扬中华文化的爱国主义传统和民族自尊意识，在建设中国特色社会主义的进程中，构建具有中国特色的文化价值体系，光大中华民族的优秀传统文化是一件任重而道远的事业。

当前，我国进入了经济体制深刻变革、社会结构深刻变动、利益格局深刻调整、思想观念深刻变化的新的历史时期。面对新的历史任务和来自各方的新挑战，全党和全国人民都需要学习和把握社会主义核心价值体系，进一步形成全社会共同的理想信念和道德规范，打牢全党全国各族人民团结奋斗的思想道德基础，形成全民族奋发向上的精神力量，这是我们建设社会主义和谐社会的思想保证。中国社会科学院作为国家社会科学研究的机构，有责任为此作出贡献。我们在编写出版《中华文明史话》与《百年中国史话》的基础上，组织院内外各研究领域的专家，融合近年来的最新研究，编辑出版大型历史知识系列丛书——《中国史话》，其目的就在于为广大人民群众尤其是青少年提供一套较为完整、准确地介绍中国历史和传统文化的普及类系列丛书，从而使生活在信息时代的人们尤其是青少年能够了解自己祖先的历史，在东西南北文化的交流中由知己到知彼，善于取人之长补己之短，在中国与世界各国愈来愈深的文化交融中，保持自己的本色与特色，将中华民族自强不息、厚德载物的精神永远发扬下去。

《中国史话》系列丛书首批计 200 种，每种 10 万字左右，主要从政治、经济、文化、军事、哲学、艺术、科技、饮食、服饰、交通、建筑等各个方面介绍了从古至今数千年来中华文明发展和变迁的历史。这些历史不仅展现了中华五千年文化的辉煌，展现了先民的智慧与创造精神，而且展现了中国人民的不屈与抗争精神。我们衷心地希望这套普及历史知识的丛书对广大人民群众进一步了解中华民族的优秀文化传统，增强民族自尊心和自豪感发挥应有的作用，鼓舞广大人民群众特别是新一代的劳动者和建设者在建设中国特色社会主义的道路上不断阔步前进，为我们祖国美好的未来贡献更大的力量。

陈奎元

2011 年 4 月

目 录

引 言

医药伴随着人类生存、健康的需要而产生、发展。在古代，东方有中国医学、印度医学，西方则有希腊医学、罗马医学，之后又有阿拉伯医学。欧洲文艺复兴之后，又出现了建立在分析、实验基础上的现代医学。现代医学在近现代科学的武装下飞速发展，逐渐替代了传统的西方医学，占主导地位，并向其他医药体系扩散、渗透，大有“后来居上”、“独揽天下”之势。在这种情形之下，人类是不是不再需要传统医药了呢？回答是否定的。

近几十年来，现代医学被不断出现的难题所困扰，如化学药品引起耐药、过敏、致突变、破坏免疫力等严重的药源性疾病日益增多。又如疾病谱改变，心脑血管病、肿瘤、艾滋病、代谢病、遗传病、心身疾病等病因不明或内在因素的疾病，向以防治外来病因为主的现代医学提出了严峻的挑战。再如，先进的诊疗技术、巨资研制的新药，伴随而来的是高昂的医疗费用，即使是像美国那样富庶的国家也不堪重负。为了摆脱困扰，它们开始到传统医药宝藏里淘金。

1977年世界卫生组织提出“到2000年人人享有卫生保健”的奋斗目标。要求各国必须利用一切有用的方法和动员一切可以动员的人力，来实现这一目标。当今世界，人类的绝大多数还不富裕。毫无疑问，他们的初级保健依赖于传统医药。

世界其他地区的传统医学，如南亚的印度传统医学，阿拉伯地区的阿拉伯传统医学，欧洲、北美洲、澳洲的欧洲传统医学，拉丁美洲的南美传统医学，中非、西非、东非的非洲传统医学等，由于种种原因，目前无论在自身学科体系还是政府关注方面，都不能与我国传统的中医药学相媲美。中医药学以其悠久的历史、独特的理论、确切的疗效、浩瀚的文献跻于世界医学之林。

据有关报道，国际性的学术联合会由中国人担任主席的只有两个，这就是世界针灸联合会和国际医学气功联合会，仅此足以说明我国传统中医药学在世界科学论坛的至高地位。正因如此，我们有必要让国人了解中医药发展的历史，有必要告诉我们的子孙，在数千年发展的历史长流中，有多少医学科学家用他们高超的医术为中华民族的繁衍和健康作出过巨大的贡献。今天，我们将这本小册子奉献给广大读者，但愿读后一股爱中华、爱中医之热流涌上你的心头。

一 从“神农尝百草”谈起

中国传统的中医药学有着悠久的历史，围绕它的起源，我们的祖先留下不少动人的传说，其中最古老最具代表性的说法是“神农尝百草”。

2000多年前，刘安的《淮南子·修务训》记载，神农“尝百草之滋味”，“一日而遇七十毒”。1000多年前，司马贞的《史记索隐·三皇本纪》也有神农“始尝百草，始有医药”之说。相传神农一天里尝了100种植物，还尝了水泉是甜的还是苦的，然后教导百姓该吃什么，不该吃什么。他自己在一天之内，竟有70次吃到有毒的东西。这样，我们祖先逐渐地就发现了药物。

有关古文献反复提到药物是通过不断地“尝”而发现的。“尝”的过程就是实践的过程。可见，医药的起源离不开人类的实践活动。

由于“神农尝百草”的传说，神农被视为医药之祖，尤其是中药学的鼻祖，我国现存最早的中药经典著作，就被称为《神农本草经》。据《史记·三皇本纪》载，神农创用木制耒耜，教民农耕，故又为农业之祖。其实神农并非上古时代确实存在的一个本领非凡的人物，而是相当于新石器时代早中期以渔猎生活为主的氏族部落群体的缩影。

从古代文献还可以发现，除神农之外，黄帝、炎帝、岐伯等也有“尝百草”的活动。这些由人们口耳相传的传说，从另一个角度反映了药物的发现并不是由某一个伟大人物单独完成的，而是通过许多乃至无数位先民在生产、生活过程中不断探索的结果。这也是劳动人民创造历史的具体表现。当然，我们也不否认或低估杰出人物对历史发展所起的推动作用。

医药与农业同为一个始祖，这虽然是传说，但追溯历史，医药与农业的确有密切的关系。专家考证认为，传说中伏羲、神农、黄帝所代表的时代，大约分别为中石器时代与新石器时代之初、新石器时代早中期、新石器时代中期。各个时代人们的生产方式是不一样的。伏羲时代以渔猎为主，神农时代以农耕为主，在此之前还经历了漫长的采集等过程。“人猿相揖别”后，先民们为了生存，通过采集和渔猎，获得食物。有时采集到的野果、花实、根块、茎叶，吃后就腹痛腹泻，而吃了另一种植物则腹痛停止，腹泻好转。久而久之，人们逐渐积累了经验，知道哪些植物对人体有益，哪些植物对人体无益，反而有害，慢慢地找到了植物的某些药用规律。随着社会的发展、火的使用、工具的发明，人脑也逐渐发达起来。由于自然环境的变迁，植物资源减少，人类的食物链也随之发生变化。

一方面，人们开始考虑把一些能吃的植物有意识地保存下来，进行人工栽培，这便是种植业的肇端。另一方面，从森林走向海洋，由采集植物扩大到渔猎动物，后来同样有意识地豢养野生动物，成为畜牧业的滥觞。人们在长期的采集和种植、渔猎和豢养的实践活动中，不断地积累了植物药和动物药方面的知识，于是便开始了原始的医疗活动。因此，从某种意义上说，医药与农业是从同一源泉里流淌出来的。所以，“农医同源”的说法，有一定的道理。

自从有了人类，就有了医疗保健活动。正如前面所谈到的，医药的发端源于无数先民的生产和生活实践。但医药的起源，应该是多元的，是由多种因素综合参与的结果。其中两个不可忽略的因素是人类的动物本能和最早期“巫”的作用。

人类最初由动物进化而来。专家研究发现，不少动物也有医疗行为。例如，印度一幼象头部受伤，母象为它敷裹，日复一日，直至痊愈；在热带丛林中的猿猴怕冷发抖，知道寻金鸡纳树皮，啃食治疟疾病；熊食菖蒲叶治胃病，龟食薄荷以解蛇毒；野猪中药箭后，食荠苨解毒等等。这些动物的自疗行为，是出于生存的本能。毋庸置疑，原始人保留着动物自疗的本能，是很自然的。因此，可以说人类保护自身生命的本能是医药起源的最原始的动力。但必须指出，人与动物有着本质上的差别。人类能把原始的医疗活动发展成为医药学，而动物则不能，动物的自疗行为永远只能停留在本能的水平上。原始人类尽管与动物同样具有保护生命的本能，但人类却是在原始思维指导下，通过观察、思考，把原始的经验积累起来，从偶然的事件中发现事物之间的某些联系，并以口耳相传的形式将这些经验和发现传给后代。这样，由无意识的动物本能过渡到有意识的人类原始医药经验的积累，由不自觉的本能转变为自觉的行为，医药学就产生了。

由医疗活动到医药知识，进而到医药学，这是医学发展过程中的不同阶段和不同层次。只有零散的医疗活动和片断的医药知识，还称不上医药学。医药学应当是包括系统的理论体系和丰富的医疗技术及经验的科学总结。只有把医疗活动的感性认识上升到理性认识，才能构成医药学体系。在这里，人类的思维以及语言与文字的创用，起到了极其重要的作用。原始人的野性思维或原始思维表现在外有集体共同趋向的特点，如在原始群中的医疗行为上，表现为互相求治、互相帮助，表现出“人类之爱”或“人类的同情心”。原始思维还表现为“神秘互渗”的特点，认为宇宙间存在着一种支配世界万物的超自然力量。这成为巫术发展的基础。从事巫术的专职人员是巫师，在人类文明的早期，巫师是具有知识和思维能力的人。著名的历史学家范文澜说过，巫师知识高于一般人，为人所信服。巫师又往往兼有医的职能，他们治病，有时施行巫术，有时兼用药物。《山海经》等古籍记载了巫彭、巫抵等从事医疗、“操不死之药”的巫师。巫师将最初的医疗活动和知识加以集中，进行神秘的思考，使之系统化，对医学的发展起到积极的作用。但是，巫师对病因的解释是鬼神致病。这种“鬼神致病”理论，在我国夏商时期成为权威思想，并统治人们的头脑。事实上，鬼神作祟并不是真正的病因，祭祀、祈祷等巫术也不能真正治好病。巫在本质上充当人与鬼神交通的媒介，与作为科学的医学根本对立。这种对立，随着医学的发展，越来越明显，最终医学将摆脱巫术的桎梏而独立发展。从整个历史过程来看，巫在一定的历史时期与医学有着密切的联系，抑或对医学发展起过一定作用，但不能由此得出“医起源于巫”的结论，因为在巫出现之前及巫出现之后与巫无关的医疗活动都是客观存在的，而且在巫出现后还存在医与巫的斗争。

总之，从“神农尝百草”谈起，讨论医药学是怎样产生的，可以发现，医药学起源是一个漫长而曲折复杂的过程。最初是人类的动物本能求生存成为医学发生的原始动力。人类在思维支配下，在大量的同自然、同疾病作斗争的实践活动中，有意识地积累经验，增长知识，把片断、零星、经验的东西，总结升华为系统的、理性的医学体系，这是医药学起源的真正源头。同时，在医学起源过程中，一些留心医学、善于总结经验、具有创造才能的杰出人物，甚至包括一些巫医，发挥了很大的作用。因此，医学的起源，是动物本能、人类之爱、劳动、圣人、巫等诸种因素综合参与的结果。

二 从“伏羲制九针”谈起

中国传统医学最初被世界所认识是从针灸开始的。中国的针灸术，操作简便，应用广泛，治法独特，疗效神速，深受国内外人士的欢迎。

神奇的针灸术，是我国人民发明的一种古老的医术。传说针刺所用的针是伏羲发明的。晋代皇甫谧著《帝王世纪》说：“伏羲制九针。”另外，宋代罗泌《路史》亦载：“伏羲制砭。”

伏羲所代表的时代大约在中石器时代与新石器时代之初。进入新石器时期，原始人已能磨制较精细的石器工具。有关研究发现，当时人类已能制造用于医疗的工具——砭石。《说文解字》认为：“砭，以石刺病也。”意思是说用锋利尖锐的石片来切割脓包或浅刺身体的某些部位，从而达到治病的目的。可见，砭石是我国既知的最早的原始医疗工具。最早的砭石一物多用，可用于熨帖、按摩、切割、放血、浅刺等。后世针刺针灸是在砭石浅刺功能基础上发展而来的。

在金属针出现之前，还出现过骨针、陶针、竹针、木针等。随着我国冶炼技术的提高，出现了金属针。

最早的金属针是青铜针。

所谓青铜，就是铜、锡、铅等元素的合金。用青铜制造的工具比石器锋利、耐用，用坏后可以回炉改铸。我国夏王朝（约公元前21世纪至前16世纪）开始进入青铜器时代。因此，在夏商时期，青铜已开始被用来制造医用针具等。中国中医研究院中国医史文献研究所博物馆就藏有春秋时期的青铜铍针和三棱针。

《黄帝内经》是一部反映我国战国秦汉时期医学成就的医学著作。在其《灵枢·九针十二原》中有“九针”的记载：

镵针，长一寸六分，头大末锐；

员针，长一寸六分，针如卵形；

鍉针，长三寸半，锋如黍粟之锐；

锋针，长一寸六分，刃三隅；

铍针，长四寸，广二寸半，末如剑锋；

员利针，一寸六分，大如氂，且员且锐，中身微大；

毫针，长三寸六分，尖如蚊虻喙；

长针，长七寸，锋利身薄；

大针，长四寸，尖如挺，其锋微员。

“九针之名，各不同形”，而作用亦异。如锋针“以发痼疾”，铍针“取大脓”，员利针“取暴气”等等。“九针”并不是全用于针灸，有的则是外科工具，如铍、鍉、员利针是为用来针破“腐肿”而设的。其中毫针成为沿用至今最为常用的针刺用针。设想毫针的尖要制成“如蚊虻喙”，如果没有金属冶炼铸造技术而用石、竹、骨类材料制造是根本办不到的。由此我们可以想到，医学的发展并不是孤立的，而是与科学技术的进步紧密相关的。科学技术每前进一步，都可能为医学的发展提供良好的条件。

我国夏商时期已出现青铜冶炼技术，到战国时期，冶铁技术已发展到了一定的水平，但因铁器极容易生锈而有“毒”，所以先民们很快知道铁不适宜用来制造针灸用针。于是，当时除了青铜之外，还采有金、银等不锈金属来制作针灸针。1968 年，在河北满城西汉中山靖王刘胜夫妇墓中发现了金针千枚、银针 5 枚。其中金质锋针、毫针的形状与《黄帝内经》的记载相同，这为“九针”是金属针提供了有力的证据。《黄帝内经》“九针”的形制，后代略有变化，但总体上并没有变。其金、银针一直沿用至今，而鉴于金银的昂贵，现代多用不锈钢针代替，既锋利、柔韧又价廉物美，是一个很好的改进。

三 汤药、药酒及其他

现代许多人了解中医都是从喝汤药开始的。汤药，又称汤剂，是中医治疗疾病时使用中药的一种最常用的剂型。一般是用多种生药，放入陶罐内加水经火煎煮而成。可见，汤药是在火和陶器发明应用的基础上产生的。

火的发明和使用，使人类摆脱了茹毛饮血、生吞活剥的野蛮习俗，熟食更有利于人脑的发育，人类智力有了提高，譬如学会了制陶、烹调等技术。到了商周时期，人们的食物在数量上、品种上都有增加。当时的奴隶主生活十分奢侈，讲究饮食。统治者的提倡，大大刺激了饮食业的发展，烹调技术也日趋精细。据《周礼》记载，在负责帝王居住区域的4000人中，管饮食的就有2200多人。如膳夫162人、庖人70人、内饔（音 yōng）128人、外饔128人、亨人62人、酒正110人、酒人340人、浆人170人等。他们采撷的食物种类很丰富，有谷类、蔬菜、果实、兽类、鸟类、鱼类和贝类等，其中许多东西既是食物又是药物，如蒜、韭、葱、姜、桂、鳖、酒。所以说“医食同源”的说法有一定的道理。

当人们有了一定的烹调知识，懂得数种食物混合烹调的技术时，才有可能对多种药物进行混合煮煎。同时，医生也对单种药物治疗疾病的经验有了积累，才有可能借用烹调食物的技术来煎煮多味药而成汤药。可见，汤药的产生，是建立在一定生产力和医疗技术水平提高的基础之上的。

汤药的创制，历史上流传着“伊尹创汤液”的传说。据史书记载，伊尹名挚，是商汤时的大臣，原为有莘氏的媵臣（奴隶）。商朝国王汤与有莘氏通婚，伊尹作为有莘氏的陪嫁奴隶来到商汤家中，最初他是一名有出色烹调技术的厨师。由于精于烹调，很快得到商汤的赏识，升他为相。从他与商汤的谈话中可以知道，他对食物的性能、产地非常熟悉，同时也懂得一些医理。可见，伊尹不仅是一位政治人物，而且也具有一定的医学知识，他创制汤液不是没有可能的。

汤药的出现，在我国药物史上是一项重大的创举。它不仅减少了药物的毒性，提高了药物的功效，而且为生药转向熟药，单味药（单方）转为多味药（复方）提供了条件。多味药的配伍运用标志着方剂的诞生，为中药治疗疾病拓宽了范围。

前人“农医同源”、“医食同源”之说，可以从酒这一典型例子里得到印证。

我国是世界上最早制造酒的国家之一。考古发现，我国新石器时代晚期龙山文化遗址就有很多的陶制酒器，说明那时就有了酒。酒的出现，与农业关系密切。

农业发展之后，粮食有了积余。最初很可能是谷物或剩余熟饭自然发酵，结果酿成天然酒。这时多出自偶然。后来，经过不断的实践，人们逐渐掌握了发酵粮食制取酒浆的技术。到了商周时期，农业生产进一步发展，有更多的粮食可以供给酿酒，谷物酿酒就较为普遍了。商代饮酒之风盛行，书载商纣王奢侈之时曾用“肉林酒池”一词来描述，可见一斑。到了周朝，还设有专管酒制作的官吏“酒正”，并出现了用酒“浴尸”的现象。这一切说明商周时酒已大量酿造，除饮用外，还用于其他方面。

人们在长期饮酒实践中，逐渐认识到服用少量酒可以活血通络，令人兴奋；大量服用则会出现麻木、麻醉的现象。因此，古代医生直接用酒治病或治病时常常借助于酒力，使药物能发挥更好的疗效。医的古汉字为“醫”，《说文解字》解释说：殹，表示病人发出的声音；酉，表示医生用酒（酒与酉通用）治病。清代徐灏的笺注更明白：“醫本酒名，故从酉，殹声，治病以药为主，以酒为使，故医药并称。”说明用酒治病在一个时期里曾经是医生治病的重要手段之一。战国名医扁鹊诊齐桓侯时曾说：疾“在肠胃，酒醪（音láo）之所及也”，还说上古之时名医俞跗就用“汤液、醴酒”治病。《黄帝内经》有“汤液醪醴论”篇。《说文解字》说：“醪，汁滓酒也。”“醴，酒一宿熟也。”可见，醪醴是一种味薄而甜的酒，也能治病。所以，《汉书》有“酒为百药之长”的记载，进一步挑明了酒与药之间的关系。

长沙马王堆出土的先秦医书《五十二病方》载有酒在医疗中的多种用途，如用来洗濯伤口、溶媒、佐剂和赋形剂等。东汉张仲景则将酒在医疗中的应用又推进了一步，如用酒送服丸散药，以酒代水煎药等。

以酒为药的历史很悠久。而药酒的使用至迟也不晚于殷商时期。甲骨文有“鬯其酒”的记载，有人认为是用“百草之香，郁气合而酿之，成为鬯”。西汉淳于意已用药酒治疗“风蹶胸满”，可惜未记述药酒的成分和制作方法。直至南北朝陶弘景《本草经集注》才有药酒制作的明确记载。唐代孙思邈的论述更为详细：先把药材切成薄片，装入绢袋，浸入酒中，密封，春夏浸四五天，秋冬浸七八天，“以味足为度”，去药渣后，服用。药酒便于保存和随时服用，深得患者的欢迎。如明代李时珍《本草纲目》记载近70种药酒，其中虎骨酒、鹿茸酒、五加皮酒、人参酒等，饮誉杏林，至今仍在应用。当时医生制作药酒，也许自觉或不自觉地知道酒精的某些作用，如酒精能将药物中的有效成分离析出来，使之更容易被吸收而发挥作用。

药酒的制作大约有三类：一是药料直接用酒浸渍法；二是药料用水煮汁加曲酿酒法；三是药料用水煮汁酿酒，再浸渍其他药料法。

用来制作药酒的酒有两类，即水酒和烧酒。用酒曲酿制的酒，称为水酒，酒精含量低。这是我国特有的酿酒方法。曲能把谷物糖化和醇化过程结合起来同时进行。据史书记载，至迟商代已经用曲酿酒了。烧酒，是指应用蒸馏方法制成的蒸馏酒。一般认为，蒸馏酒的出现不晚于唐代。蒸馏酒的酒精含量高，是比水酒更好的溶剂。而且用它消毒、麻醉，作用更佳，亦常常用来配制骨伤科药酒。酿酒技术的进步，为医药卫生提供了新的医用原料。

总之，酿酒技术的发明与改进，为中医治疗方法和药物炮制方法拓宽路子提供了条件，而医家把酒引入医药领域反过来又推动了酿酒业的发展，亦提高了酿酒技术。

与酿酒相关的制曲、制醋技术的发明，同样使中医药学得益匪浅。据史籍记载，春秋时期，人们已经懂得利用曲中的微生物来帮助消化，治疗消化道疾病。南北朝时期，开始专门生产药用曲。明代把这种药用曲，誉称为“神曲”，给予很高的评价。神曲，具有消食、行气、健脾、养胃的功用，至今仍在临床和民间广泛使用。

几千年来，制曲技术不断进步，曲的新品种也不断涌现。除了酿酒、药用之外，还有专门用于酿醋、制酱和腌制食品的各类曲。其中醋及其药用的历史十分悠久。自先秦开始，医书就有“苦酒”（醋）、“法醋”入药的记载，后来一直被用来开胃消食、驱蛔止痛、治疗鱼刺鲠喉等。

综上所述，农业和饮食业的发展，以及烹调、制陶、酿酒、制曲、制醋技术的发明和进步，促进了中医药学的发展。由此可见，中医药的发展不是孤立的，它常常受益于同时代的科学和技术。

四　神医扁鹊

扁鹊是战国时期的一位名医。汉代著名的史学家司马迁曾经专门为他立了传。据《史记·扁鹊仓公列传》记载，扁鹊原姓秦，名越人，现在的河北任丘人。因为他医术高明，可与黄帝轩辕时代的名医扁鹊相媲美，所以人们称他为“扁鹊”。

自太史公之后，关于扁鹊的传奇故事历代为人们所传颂。据记载，扁鹊年轻时曾做过舍长（即旅店的主人）。当时在他的旅店里有一位长住的客人叫长桑君，扁鹊非常敬重他，两人交往十多年，感情融洽。有一天，长桑君密邀扁鹊说：“我有禁方，现在我已年老，想把它传授给你，你要保密，不要向外泄露。”说完又从怀中取出一些药，嘱咐扁鹊用“上池之水”（如露水之类）连服30天，必有效验。扁鹊按照他的话，一边私地里研习“禁方”，一边服药。期满之日，果然灵验，能“视见垣一方人”，即肉眼能透过一堵墙，看到另一侧的人体，并能透视人体内脏器官形态的异常。有人认为，这是一种特异功能。扁鹊的特异功能是在接受“禁方”、服“怀中药”之后出现的。其“禁方”

可能包括医术、气功等秘法，扁鹊按法修炼，期满而出现特异功能。扁鹊获得这种特异功能之后，就开始行医，“以此视病，尽见五脏症结”。特异功能的望诊（肉眼透视），使已经掌握一些医术的扁鹊如虎添翼，出神入化。这里有两个生动的故事。

有一次，扁鹊行医到虢国（今河南三门峡和山西平陆一带），听说虢太子刚刚“暴亡”，国王因此悲恸欲绝，举国上下也忙着办丧事。他来到宫门外，对中庶子（太子属官）说：“我是秦越人，要是疾病已显露在外，那么在千里之内，我也能诊断。”他还说，这种遥视诊断，成功者颇多，很少出偏差。并且告诉这位官员，太子没有真死，是患假死的“尸厥症”（休克），太子的鼻翼尚能轻微地煽动，两腿至阴部还有体温。不信，可以进去一见分晓。中庶子遂请扁鹊入诊，果然如他所言。众人都被扁鹊神奇的医术惊呆了。接着扁鹊为太子针刺百会穴，不一会儿，太子就苏醒过来了。后经熨胁、服药等调治两旬而愈。从此之后，扁鹊就被人们视为能起死回生的神医。后来有人在他的故乡修了一座大石桥，取名为“回生桥”，以此来纪念他。

后来，扁鹊又去齐国，齐桓侯接见了他。他见了齐君说：“君有疾在腠理（皮肉之间），不治将深。”齐桓侯不相信，认为这医生好利，想通过医治无病的人而获利。5天后，扁鹊来见齐君说：“君有疾在血脉，不治恐深。”齐君很不高兴。又过了5天，扁鹊又来见齐君，说：“君有疾在肠胃间，不治将深。”齐君气得不吭一声。又过了5天，扁鹊远远地看见齐君，就转身跑掉了。齐君很纳闷，派人追问原委。扁鹊回答说："病在腠理，用汤熨可以治疗；病在血脉，用针石可以治疗；病在肠胃，用酒醪可以治疗；但病在骨髓就无可奈何了。现在齐君的病已入骨髓，就无可救药了。"果然，5 天后齐君病发而亡。

我国古代诊断方法不外乎望、闻、问、切"四诊"。望就是望病人的面色、舌象以及外观；闻就是闻病人排泄物的气味和听病人发生的各种声者；问就是问病情；切就是诊脉及触摸体表等。通过"四诊"，收集病情资料，以便诊断。扁鹊精于"四诊"，尤其擅长望诊和脉诊。入虢之诊、望齐侯之色，是扁鹊望诊的典型例子。同时，在入虢之诊例子中，扁鹊还通过脉诊，分析虢太子假死的原因是阴阳脉失调，阳脉下陷，阴脉上冲，引起全身血脉紊乱所致。史学家认为，扁鹊是我国历史上最早应用脉诊来判断疾病的医生。

古人说："切（脉）而知之谓之巧"，"望而知之谓之神"。扁鹊是两者兼而有之，无怪乎其医术精巧神奇，其医名流芳千古。

当时不少著作中都记载了扁鹊的故事。扁鹊的行医事迹及医学成就，在一定程度上反映了先秦时期的医疗水平和医药特点。

先秦时期，临床医学分科尚不明确。虽然《周礼》记载宫廷里有兽医、食医、疾医、疡医之分，但民间并无此设置。以扁鹊为代表的先秦医生，亦多兼通各科。据记载，扁鹊精通各种医术，行医于民间，他的足迹遍及齐（山东）、赵（河北）、秦（陕西）等广大地区。沿途还劝告人们不要相信巫师，要相信医生。他途经邯郸，听说当地尊重妇女，就为妇女看病，做一名妇科医生；到洛阳，又听说当地敬重老人，就做耳目痹医（五官科医生）；后来到咸阳，得知秦人疼爱小儿，就做儿科医生。随俗而变，深受各地群众的欢迎。扁鹊还能熟练地运用各种疗法，如汤药、针灸、砭石、蒸熨、按摩等多种方法，或单用或合用，其疗效斐然。

扁鹊不仅有高超的医术，而且还具有高尚的医德。他为人谦虚，从不骄傲自大。如他治好虢太子尸厥症后，虢君十分感激，大家都称赞他能起死回生。但他却回答说，自己并没有起死回生之术，因为虢太子本来并没有死，只不过是假死，自己也不过是帮助病人消除病因、恢复正常而已。体现出实事求是的精神。

扁鹊治疗疾病，坚持实事求是，从不自欺欺人。他认为有 6 种情况的疾病不能医治，即：信巫不信医；骄恣不论于理；轻身重财；衣食不能适；阴阳并，脏气不定；形羸（音 léi）不能服药。

扁鹊的医名远播各地，受到广大民众的敬慕。但却引起秦国太医令李醯（音 xī）的嫉妒，李醯派人刺死了扁鹊。扁鹊的医术通过他的徒弟子阳、子豹、子越等得以流传。汉代出现的《黄帝八十一难经》，原题秦越人撰，有人认为是托名之作，也有人认为虽不是扁鹊亲笔之书，也是后人根据扁鹊的医术，尤其是关于脉诊的论述而整理成书的。还有人认为，扁鹊的学说与《黄帝内经》不同，他的影响深远，并形成了扁鹊学术流派。

五　中医学理论经典《黄帝内经》

我国先秦早中期，先民们对疾病的症状已有初步的认识，并从较科学的角度探求病因，积累了一些疾病的诊断和治疗经验。

1899 年初，从河南省安阳市小屯村殷墟遗址陆续发现甲骨 16 万余片，其中内容与医药有关的约有 323 片 415 辞，主要记录商王朝王室成员疾病情况，涉及 20 多种病名，如疾首（头病）、疾目（眼病）、疾耳（耳病）、疾腹（腹病）、疾子（小儿病）、龋（龋齿）等。从命名看，当时人们已从疾病的部位、年龄、临床特点等来认识疾病。另外，在《诗》、《尚书》、《易》等古籍中，对热病、昏迷、浮肿、顺产、不孕等已有记载。《山海经》则记载了瘿、痔、痈、疥等 38 种疾病，且以疾病的特点来命名，比甲骨文以部位命名又进了一大步。

当时人们在观察天象、节气、气候变化对农作物影响的同时，也注意到季节更换、气候变化及某些地区特殊的自然条件与人体健康、疾病的关系。《周礼·

天官》曾对四季多发病的规律作了探讨，提出春季多发感冒头痛，夏季多发肤疾疥疮，秋季多发疟疾，冬季多发咳嗽气喘。《礼记·月令》认为春季不温暖而像夏季之炎热或秋季之凉爽，出现异常的气候，会导致流行病的发生。

当时最有代表性的病因学说是秦国名医医和提出的“六气致病说”。他说，天有六气：阴、阳、风、雨、晦、明。如果太过就会使人生病，“阴淫寒疾，阳淫热疾，风淫末疾，雨淫腹疾，晦淫惑疾，明淫心疾”，就是说阴气太过可致寒性疾病，阳气太过可致热性疾病，风气太过可致四肢病患，雨气太过可致肠胃病患，晦气太过可致内热蛊惑之疾，明气太过可致精神神经性疾病。这表明中医病因学说已经冲破鬼神致病说的藩篱，开始用唯物论来解释疾病产生的原因，为《黄帝内经》病因学说的形成打下了基础。

当时以扁鹊为代表的医家，已应用“切脉、望色、听声、写形”等“四诊”——中医最基本的诊断方法，并运用了汤液、针灸、按摩、手术等多种疗法。如当时已在临床上应用新发明的腹腔穿刺术、截趾术等。

早期的医学知识和医疗经验的不断积累，为《黄帝内经》的诞生奠定了必要的基础。

《黄帝内经》（简称《内经》）包括现存的两部医学典籍，即《素问》和《灵枢》，每部各以81篇论文组成。其内容是以黄帝同臣子岐伯、伯高、少俞、雷公等相互问答讨论的形式论述的。一般认为，它不是出于一时一人之手，而是许多医家不断搜集、整理、综合汇编而成的。现存《内经》的大部分作品在战国时期就已写成，但也有一些内容是秦汉乃至以后一些医家整理修订和补充的。

《内经》之前，就出现过许多医书，如《五色》、《奇恒》、《九针》、《热论》、《刺法》等。这些书皆已亡佚，但在《内经》中尚有20多种这样的佚书被引用。1973年长沙马王堆汉墓出土的医书，经研究，其中的《足臂十一脉灸经》、《脉法》、《五十二病方》等都早于《内经》。1983年底江陵张家山汉墓出土的《脉书》，其主体部分叙述人体经脉走向及其相关的病症，内容基本上与马王堆出土的一些医书相同。有的在学术上还与《内经》存在着明显的渊源关系。可见，《内经》的出现，是先秦医学发展的必然结果。

《内经》的问世，还有其广阔的社会文化背景。春秋战国时期，生产发展，科技进步，学术思想活跃，出现了“诸子蜂起，百家争鸣”的局面。先秦诸子学说曾对医学产生影响，如道家关于生命、精气神以及养生的理论，阴阳家之阴阳五行学说，《内经》中都有反映。因此，《内经》不仅是先秦医学，而且是先秦文化的重要典籍。

《内经》是一部专门进行理论概括的医学著作，它的内容几乎涉及中国传统医学基础理论的各个方面，从人体生理解剖、病因病理，到疾病诊断、治疗、预防等，是中国医学史上第一次大总结，它代表着中国医学在先秦时期的理论水平。

《内经》的基本内容和主要成就有7个方面。

第一，整体观念。《内经》强调的整体观念有两种意思：一是认为人体内脏各器官、脏腑与体表之间都是一个有机整体，这种有机整体的相互联系表现在生理、病理、脏腑和经络等各方面。这一理论认为，如果某一器官发病，就有可能牵连其他器官，甚至整个身体。内脏有病可以反映在局部或体表。反之亦然。因此，诊断和治疗时，不能一叶障目，头痛医头，脚痛医脚。二是提出了“人与天地相应”的理论，认为人和自然也是一个整体。人类健康和疾病与自然环境息息相关。如人体生理随气候而变化，天热则出汗，天冷则化为尿。而自然气候、季节、地理等的异常变化，常常是多发病、时令病、地方病发生的重要因素。这种整体观念，正是中国传统医学最主要的特色之一。

第二，阴阳五行学说。阴阳和五行是中国古代重要的哲学思想，战国后期阴阳家邹衍开始将阴阳与五行相结合，后被《内经》所引用，并发展成为用来解释和阐述医学理论问题、中医所特有的“阴阳五行学说”。正是《内经》把阴阳五行学说作为自己的方法论和哲学基础，才为中国医学沿着唯物辩证的方向发展开辟了道路。当然，阴阳五行学说也存在某些形而上学等不足。

第三，藏（音 zàng）象学说。这是中医研究人体脏腑功能、病理及其相互关系的学说。《内经》的藏象学说是建立在人体解剖和对活体进行系统认识基础上的。中医藏象虽然是基于解剖的发现，但它不完全是一个解剖学概念。当时医学家还采用“以表知里”的方法对活体进行比类推理研究，求得人体五脏六腑、皮肤毛窍、七情等之间的关系，并从中归纳出脏腑的生理功能。如心主血脉，还主神志意识思维和汗液等，但后者主要属于大脑神经系统的功能。由于这种方法，使得中医藏象与现代医学脏器难以吻合。可见，中医所论的脏腑，除有一定解剖学意义外，更多的则是与其密切相关的生理功能和病理变化的综合概念。

第四，经络学说。认为经络可以沟通表里，联系脏腑，运行气血。因此，经络在人体生理、病理过程中起着重要作用，对于疾病的诊断和治疗也有着重要的意义。

第五，病因病理。《内经》已把疾病病因归纳为“六淫”、“七情”和饮食劳伤三方面。尤其可贵的是，《内经》特别重视精神和社会因素在疾病发生发展过程中的作用。关于疾病发生的机理，则综合分析大多数疾病的发生条件、阴阳虚实和脏腑经络传变等而得出。并十分重视人体内部机能和抵抗力的作用，认为它不仅关系到发病与否，且与病证的轻重虚实及其预后情况都有十分重要的关联。

第六，疾病诊断。《内经》对望、闻、问、切“四诊”均有论述，尤其对望诊和脉诊详加讨论，同时提出几种诊断方法的综合使用。可以说，《内经》已为中医诊断学奠定了基础。

第七，治疗思想和治疗原则。《内经》“治未病”，除了未病先防外，还有已病早治的思想。认为高明的医生，不等到疾病发生或已发生，即在早期比较轻的时期，就予以妥善治疗，使疾病不再加重。同时，还制定出一系列重要的治疗原则和具体的治法。

《内经》的内容十分丰富。近年来，有许多学者从中发掘整理出老年医学、医学心理学、医学社会学、医学地理学、医学气象学等。

《内经》的问世，标志着中国传统医学基础理论的确立，这在中国医学发展史上具有深远的意义。

《内经》对后世的影响也很大，历代有成就的医学家几乎无不重视和研究此书，并从中得到理论启发而创造出新的思想和技术。同时，《内经》在国外也有不小的影响，例如日本、朝鲜等国，曾把《内经》列为医学院学生必读的课本。《素问》和《灵枢》已相继被全译或节译成日、英、德、法等国文字，某些国家的针灸学术组织还把它列为针灸医师必读的参考书。

六 从《导引图》谈起

1973 年底，从我国长沙马王堆三号汉墓出土了大批医药文物。其中有一幅彩绘帛画，由于内容为导引，故命名为《导引图》。

《导引图》帛画原高 50 厘米，长约 100 厘米。画上绘有 44 个年龄不等的男女练功者，他们分列成 4 排，每排 10～12 人不等，有的着衣，有的裸背，有的徒手，有的手持器械，操练各式导引，姿势各异，形象逼真，栩栩如生。考古专家认为，这幅《导引图》为汉初文物，至迟不晚于下葬年代的汉文帝十二年（公元前 168 年）。

这幅《导引图》，从功法的具体形式来看，大致分为徒手运动、器械操练、行气吐纳、意念训练四类。徒手运动居多，如题为“引聋”的图，展现出一女子直立，两脚外分，耸肩，两臂正向两侧外展。器械操练，如题为“以杖通阴阳”的图，描绘一位穿裙子的女子，手执长棍，弯腰下俯，利用棍棒使双手呈直线状态用力展开，以促使上半身下移，下半身位置相对上举，从而达到全身气血流畅、调和阴阳的目的。行气吐纳，如名为“仰呼”的图，画面有一男子挺胸直立，仰举双臂，正在进行深呼吸运动。意念训练，如有的画面表现为凝神入静存想的样子。

从术式的功能来看，这套导引可分为养生导引和医疗导引。养生导引，主要以养生保健为目的，多为模仿动物动作，如螳螂、鹞背、龙登、沐猴灌、熊经等。医疗导引，主要以治病为目的或作为治病的辅助方法，以促使机体恢复健康，多为标明“引”治某种疾病，如引聋、引胠积、引温病等。

《导引图》的出现，并非是无源之水、空谷来风，而是渊源有自。从现存的文献记载看，用导引治病健身的历史，可以追溯到4000多年前的唐尧时代。据《尚书》记载，当时洪水泛滥成灾，湿气滞着，人体多出现肌肤重着、筋骨瑟缩、关节不利的病症。人们发明了“舞”以宣通筋脉，导引气血，来治疗这种湿病。青海省大通县上孙家寨发掘了一批距今约5000年左右的新石器时代墓葬，其中一件属于马家窑文化马家窑型的纹彩陶盆，上有3组舞蹈画面，人物突出，神态逼真，为原始“舞”提供了形象的说明。这种“舞”有两种功能：“娱神遣老，永年之术。”其中“永年之术”的意思是健身延寿的方法。

“导引”一词，最早见于《庄子·刻意》。前人解释为“导气令和，引体令柔”，或“摇筋骨，动支节”，总之，是中国古代健身除病的一种养生方法。最初的导引，主要是一些肢体运动，类似于今天的医疗体操。后来导引的内涵有所变化，有时还包括配合意念、呼吸的气功，甚至有把单纯的意念或呼吸锻炼的气功静功也称为意念导引、呼吸导引。

导引不仅是一种养生方法，而且也是一种治病手段。战国时期成书的中医学第一部经典著作《黄帝内经》就有导引按跷治疗痿厥寒热等病症的记载，同时代的名医扁鹊，在诊疗过程中，不仅善用汤药、针灸、砭石、蒸熨，还精于导引按跻等疗法。东汉著名的中医临床学家张仲景把导引吐纳作为活动气、通利九窍、防病治病的医疗措施，应用于疾病的早期治疗。

古人模仿动物动作而作的导引，称仿生导引。如战国时期就有模仿熊、鸟的导引“熊经”、“鸟伸”；西汉帛画《导引图》也有熊经、鸟伸、猿呼等八九种仿生导引图；西汉淮南王刘安《淮南子·精神训》则总结为“熊经、鸟伸、凫游、猿躩、鸱视、虎顾”，近代有人称之为“六禽戏”。在此基础上，汉末杰出的医学家华佗编创了流传千秋的仿生导引术——“五禽戏”。这套“五禽戏”由虎、鹿、熊、猿、鸟戏组成，不仅有保健作用，也有治病之功。可惜具体的练法未见记载，直至南北朝梁代医学家陶弘景撰著《养性延命录》时，才首次把华佗五禽戏的各套术式以文字的形式详加描述，为后代演习五禽戏提供了文字依据。

导引法到了隋唐时期有较大的发展。由隋代太医博士巢元方等人编撰的我国第一部病因证候学著作《诸病源候论》，共50卷，载列证候1720条，其特点之一是不载治疗方药，唯在不少证候之下，附载“补养宣导”法，约400条，其中导引法278条。除了小儿病之外，其他各科疾病几乎都运用了气功导引疗法。

导引法，除了医家用以强身祛病之外，还被道教作为一种修持方法。所以，自汉代道教产生以后，历代道教中人不乏钻研导引之术者。如著名的道教学者兼医学家葛洪、陶弘景等，皆有导引方面的专论或专著。唐代文学家柳宗元有诗云："闻道偏为五禽戏。"说明五禽戏在当时道教中颇为流行。由于道士多兼通医药，因而运用中医学理论来阐发导引的效用，或根据中医学理论编创新的导引功法者，亦不乏其人。如唐代道士司马承祯，在他编撰的《修真精义杂论》中，专作"导引论"。论中引用中医关于经脉所以行血气，荣气所以通津血、益筋骨、利关节，卫气所以温肌肉、充皮肤、肥腠理、司开阖，头者精明之府，背者胸之府，腰者肾之府，膝者筋之府，髓者骨之府，诸骨皆属于目，诸髓皆属于脑，诸筋皆属于节，诸血皆属于心，诸气皆属于肺等理论，编创了一套坐式导引十六势，以活动筋骨，通利气血，健体除疾。又如女道士胡愔，根据中医"天人相应"的理论，结合人体脏腑五行属性与之相应的季节，编创了一套脏腑导引术，分别治疗肝、心、脾、肺、肾、胆病。另外，还有以五代著名道教家陈抟（号希夷先生）命名的"二十四节气导引坐功图势"，将中医经络系统中的十二经脉与一年中的二十四节气相配属，并根据节气选择相应功法来进行锻炼，主治与该经脉相关的疾病。如立秋时节，可选择"正坐，两手托地，缩体，闭息耸身"方法锻炼，对治疗与胆经有关的口苦、胸胁部痛等病症有效果。

集大成的道教文献《道藏》中收录不少导引著作，如《太清导引养生经》、《宁先生导引养生法》、《彭祖导引法》、《王子乔导引法》、《元鉴导引法》等。不少导引法，还被中医学著作所转载。如明代李梴的《医学入门》、龚廷贤的《寿世保元》、龚居中的《红炉点雪》、曹士珩的《保生秘要》、冷谦的《修龄要旨》、高濂的《遵生八笺》、罗洪先的《万寿仙书》，清代叶志诜的《颐身集》、潘霨的《卫生要术》、郑观应的《中外卫生要旨》等，皆载有道家简便易行有效的导引术，且大多数流传至今，为群众所欢迎。

为什么道教中会有如此多的导引之作呢？这与道教的基本教义有密切的关系。道教在东汉创立之初，就把"生道合一，长生久视"作为一条最基本的信仰。道教追求长生不老，得道成仙，特别看重个体生命的价值，相信经过一定的修炼，世间的个人可以脱胎换骨，直接超凡升仙。导引就是道教诸多修炼术之一。所以1800多年来，道教徒从事导引术的理论探索和实践锻炼，虽在主观上是为了"成仙"不死——反科学的目的，但在客观上却为中医学增添了丰富而有效的健身治病的方法。因此，中医学的发展，除了自然科学和技术外，还受同时代社会文化，如政治、经济、哲学、宗教等影响。

七　药物学奠基之作《神农本草经》

中药主要包括植物药、动物药和矿物药，其中植物药居多数，所以东汉《说文解字》就有“药，治病草也”的说法。由于这个原因，古代常用“本草”来代称中药。

“本草”这个名词，最早见于东汉班固《汉书》。《汉书·郊祀志》记载，西汉成帝建始二年（公元前31年），有包括“本草待诏”在内的70多人被遣送回家。到了西汉元始五年（公元5年），朝廷还曾经下令征集天下懂得天文、历算、方术、本草等方面的人才。同书《楼护传》讲述了楼护从小随父在首都长安行医，博闻强记，能背诵医经、本草、方术数十万言。从上述文献可见，西汉时期已有专门从事中药的“本草待诏”和记载药物的专著“本草”书。可惜，当时的本草书已失传，现存最早的本草书是《神农本草经》。

《神农本草经》，如果仅从书名上望文生义，以为是神农所著的药物学专著。有关研究表明，《神农本草经》和《黄帝内经》一样，并非出自一时一人之手，而是经过秦汉时期很多医家的搜集、总结、整理，最后大约在东汉早期编辑成书的。书名之所以冠以“神农”，有两个原因：一是古代流传有“神农尝百草”而发现药物的传说；二是汉代盛行尊古贱今的风气，学者多托名于神农、黄帝而入说。由此可见，《本草经》冠以神农，如同《内经》冠以黄帝一样，目的都是托古代圣贤之名望以提高本身的价值。事实上，《神农本草经》至今仍被当做中医四部经典著作之一，并不是因为所谓的“神农”之作，而是它所载录的科学内容。

现存的《神农本草经》多作3卷（或作4卷），共载录药物365种，其中最多的是植物药252种，其次是动物药67种、矿物药46种。书中对每种药物的性能功效、主治病症、出产区域、采集时节、炮制及使用方法、药用部分的质量优劣和真伪鉴别等作了论述。其中主治论及的病症多达包括内、外、妇、儿、五官等各科疾病170余种。书中对药物功效的记载大部分是正确的，这已为1900多年来大量的临床实践和20世纪以来的科学实验所证明。

譬如，黄连“治肠澼，腹痛下利”，历代医家用来治疗腹泻和痢疾，常常取得满意的疗效。现代研究认为，黄连所含的小檗碱对各种痢疾杆菌、伤寒杆菌、大肠杆菌、链球菌等有较强的抑制作用，以黄连为主要原料提炼而成的商品药“黄连素”，是现在治疗腹泻和痢疾的常用药。

又如，人参有“补五脏、安精神……止惊悸、除邪气、明目、开心益智，久服轻身延年”等多种功用。

现代科学研究表明，人参中含有人参皂甙、挥发油、人参酸、胆碱、多种氨基酸、葡萄糖及其他糖类、维生素、矿物质等多种成分，功效也确实很多，在临床上也有相当广泛的用途。人参作为强心急救药，常用来抢救心源性休克，亦用来治疗动脉硬化、冠心病、神经衰弱等。服用人参，可以提高人体免疫力和耐受力，是长期以来受人青睐的常用补品。

另外，还有许多一直沿用至今并被科学实验证实的药物，如大黄泻下，麻黄治疗哮喘，甘草解毒，常山、蜀漆治疗疟疾，海藻治疗瘿（甲状腺肿大），雷丸杀虫等。可见，《神农本草经》所记载的宝贵资料，是我国古代劳动人民长期实践的结晶，是一座无价的宝藏，值得进一步发掘，加以利用。在该书 365 种药物中，有 158 种被 1977 年版的《中华人民共和国药典》所收录，这也说明了它的科学价值和深远的学术影响。

在《神农本草经》中，除了对各药的论述外，还在“序录”部分初步提出了药物学的一些基本理论，如四气五味、炮制、配伍、用药剂量等。

中药的药性内容包括四气、五味。所谓四气，指寒、热、温、凉；五味，指酸、苦、甘、辛、咸。这些在《神农本草经》中已有记载。同时，该书指出药物的产地不同，植物药采集时间的不同，以及加工处理方法的不同，都会影响药物的作用。药物的剂型也会影响疗效，有的适宜于制成丸药，有的适宜于制成散剂，有的适宜于水煮，有的适宜于酒渍，有的适宜于膏剂。对于有毒的药物，书中强调要用某些方法来解除或减少它的毒性或副作用。

在药物的配伍方面，《神农本草经》首次提出了复方中“君臣佐使”的配伍原则和各种药物之间七种配伍情况（即“七情”）。认为复方中，根据药物所起的作用，应有主药——君，辅助药——臣、佐、使的不同，并以一定的比例相配伍，即一君、二臣、三佐，或一君、三臣、九佐。书中提出的“七情”就是：单行（单味药应用）；相须（两种性能相类的药物同用，可相互增强功用）；相使（两种以上药物同用，一味药为主，其余药为辅，以提高效用）；相畏（利用药物的互相抑制作用，减少或抑制某一药物的毒副作用）；相恶（一种药物减弱另一种药物的功效）；相杀（一种药物消除另一种药物的毒性）；相反（两种药物合用可能产生毒副作用）。因此，在药物配合使用时，要利用“相须、相使、相畏、相杀”，以提高药物性能，减少或消除毒副作用；避免“相恶、相反”，以防降低复方的功效或出现毒副作用。

对用药的剂量，尤其是那些有毒副作用的药物，《神农本草经》提出应从小剂量开始，观察用药后的反应，然后再逐渐适当地增加剂量。

作为早期的药物学专著，《神农本草经》最早对365种药物进行了分类，即分为上品、中品、下品三大类。它对东汉以前的药物知识进行了较为系统的总结，由于它所包含的科学价值，1900多年来被许多重要的中药学著作所引用。因此，《神农本草经》是中国传统药物学的奠基之作，它在医学史上占有重要的历史和学术地位。

八　医圣张仲景与《伤寒杂病论》

在我国古代东汉年间，诞生了一位在医学史上颇负盛名的医学家，他就是被后世尊为“医圣”的张机，也就是人们熟知的张仲景。

张仲景出生于150年，约死于219年，他是南郡涅阳（今河南南阳）人。仲景生活的东汉末年，政治黑暗，兵祸绵延，加上疫病流行猖獗，黎民百姓苦不堪言。面对如此惨状，仲景在少儿时便立下了为医学进步献身的宏图大志。他最早跟同乡张伯祖学医，天资聪慧又勤奋好学的仲景很快就掌握了老师传授的各种知识和技能，看着这孩子如此快的进步，乡邻友人都赞叹不已，有位名叫何颙的同乡说他将来必有番大作为。

人们没有说错，刻苦的钻研和长期医疗实践的锤炼，使仲景终于成了一位名震一方的出色的临床医学家。有关仲景的神奇医术在历史上曾有许多传闻。据说一次仲景来到当时的京都洛阳，见到了皇帝手下的侍中王仲宣。别看这侍中只是个伺候皇帝杂事的小官，但由于他每日里跟随皇帝左右，直接进出宫廷，地位亦非同一般。仲景与他寒暄施礼后，就仔细端详起此人，直言说道，先生此时已有疾在身，应予调理才是，现在病尚轻浅，对身体无妨，可若不及时治疗的话，到了40岁时，此疾便当发作，会出现眉发脱落的症状，再过半年，将必死无疑。仲宣听完后，心中十分不快，心想，我年方20，寝食俱佳，如何会生病。仲景又说，先生若要调治，我这里有个五石汤的药方，如您现在开始服用，您的病就会慢慢好起来的。可惜仲宣始终没能听从仲景的劝告。20年很快过去了，正如仲景所言，王仲宣眉毛开始脱落，一病不起，又过了187天终于死去。当然今天看来，此番记载，其中有不少荒诞不实之处，不过可以说明仲景当时的辨证水平已达到了高超入神的境地。

中医所说的伤寒，除了包括普通的外感病外，通常泛指一切热性传染病。在人类历史上传染病的流行曾相当猖獗，仅在中国古代仲景生活的东汉年间，从汉桓帝刘志到汉献帝刘协的70余年里（147～220年），就暴发了17次疫病，其中不少是连年大流行。中国文学史上生活在这一时期有名的“建安七子”中的徐干、陈琳、应玚、刘桢均因染疫病而英年早逝。在仲景的家族中也有不少人是因感染了疫病而死亡的。据他自己描述，自东汉建安元年（196年），在不到10年的时间内，在200余人的张氏宗族中，感染疫病而死亡的就占了总数的2/3，其中患伤寒而死者十居其七。面对热性传染病对人类生存的巨大威胁，仲景刻苦钻研学习《黄帝内经》、《难经》等中医经典理论著作，总结前人及自己多年积累的临床经验，呕心沥血终于写出了《伤寒杂病论》这部人类医学史上的名著。

《伤寒杂病论》全书共5万余字，计22篇，记述了397条治法和113个药方。仲景对伤寒病的治疗，最先提出了六经辨证论治的原则和方法，将其按症候群分为太阳、少阳、阳明、太阴、少阴、厥阴六大类型，以此作为辨证论治的纲领。后世研究《伤寒杂病论》的学者们常说，仲景以六经论伤寒，以脏腑论杂病。仲景在内、外、妇、儿等科杂病治疗方面也取得了许多成就。仲景还系统提出了汗、吐、下、和、温、清、补、消等多种治疗法则，并配制出许多临床行之有效的方剂。《伤寒杂病论》原书已因兵火战乱而亡佚，今天人们所看到的是经过晋代王叔和重新整理编辑过的书，而且书名、卷数也不相同，宋朝以后又经过医学家的校订才变成了现今流行的《伤寒论》和《金匮要略》两本书。

仲景在医学上取得了多方面的成就，如他最早创立了中医系统的病因学说，将引起人体发病的原因概括为三大类：一是因为人体虚损感受邪气而致病；二是邪气直接侵入皮肤而生病；三是由于生活调养不当、外伤等原因而发病。南宋有位医学家叫陈言，他写了本名为《三因极一病证方论》的书，专门论述中医的病因学，实际上他的病因学说正是根据仲景的理论发展而来。

方剂是中医的重要组成部分。最早记载方剂的是马王堆汉墓医书《五十二病方》，以后的《黄帝内经》又有了进步，提出了君、臣、佐、使和七方（大、小、缓、急、奇、偶、复）的组方原则。仲景在方剂学上又有了发展，他在方剂的配伍、用药等方面法度严谨，如强调用麻黄要去节，要先煎去沫等。《伤寒杂病论》中记载的许多方剂至今在中医临床中仍被广泛使用。另外，在方剂使用的剂型上也大大地丰富了，如有汤、丸、散、酒、洗、熏、滴耳、灌肠等多种剂型。后世的许多医家将仲景的方剂奉为“经方”，即是中医经典医方的意思。除此之外，仲景在《伤寒杂病论》中还记载了有关食疗的内容，告诫人们平素要注意养生防病；在急救医学方面他创造性地应用了人工呼吸的方法来抢救自缢的病人；记载了一些妇产科疾病，提出了不少治疗法则和方药。今天仲景的著作已流传到了国外，如朝鲜、日本、越南等国，他的学术思想和宝贵的临床经验已成了全人类的共同财富。

九　外科之父华佗

在中国历史上，华佗的故事曾在民间广为流传，他不仅在中医诊断、药物、针灸、妇产科等方面颇为擅长，而且尤其精于中医外科，难怪后人将其赞誉为中医外科之父。

华佗，字元化，一名旉，出生于古代的沛国谯地，也就是今天的安徽省亳州市。他生活于东汉末年(141 ~ 208 年)。华佗年轻时就博学多才，曾游学于徐州一带，对术数、经书及修身养性之道等均有研究。官场腐败，世态炎凉，使其对功名利禄深为厌恶，因其才华出众，当年沛相陈珪和太尉黄琬都曾力举其出来做官，华佗执意不从，甘愿做一平民布衣。他为民行医，足迹踏遍了江苏、山东、安徽、河南等许多省份，成了

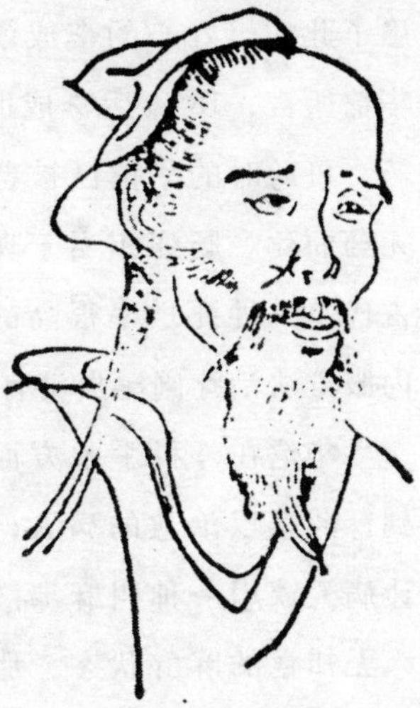

华佗

人们信仰和爱戴的名医。

中医外科古代也称疡医，远在春秋战国前就已设有疡医一科，在疡医主管的外科中，又分为未溃肿物、已溃疮疡、刀枪箭伤和骨伤等小专科。秦汉时期还出现了一本名叫《金疮瘛疭方》的外科专书。华佗在总结吸收前人经验的基础上，在中医外科的许多领域均取得了突出的成就，有着高超的技艺。一次有位叫李成的军吏来请华佗诊病，他咳嗽多日不愈，每日里咳声不止，昼夜不寐，十分痛苦。华佗诊后认为此疾是由肠痈腑气不通所造成，开出二钱散剂，让病人服用。病人服后即吐出脓血约半盆，咳嗽也渐渐痊愈了，病人很是感激。华佗嘱咐病人说："再过 18 年，您的旧疾当会复发，还须服用此药，否则是好不了的。"说完后又送给病人一些药物。五六年后李成的一位同乡也患了此病，好心的李成就将药物送给他。后来，果如华佗所言，18 年后李成旧病复发，急差人去华佗处寻药，可此时的华佗已被曹操捕获收监，不久李成即因无药而死。肠痈相当于现代医学所说的阑尾炎，这在古代是一种死亡率很高的外科疾病，说明华佗用中药内服方法治疗阑尾炎已有很好的疗效。

华佗在外科手术方面亦很有造诣。史书称，他遇到针药难以治愈的病人，便采取外科手术来治疗。先让病人饮用一种叫麻沸散的麻醉药，不久病人就会进入无知觉的麻醉状态，那时即可为病人实施手术。若肠道间有疾患，可打开肠道，完后进行缝合，病人在一月之内即可痊愈。在许多情况下，当时即使是采取手术治疗，疾病也是难以康复的。一次有位病者来求华佗诊疗，华佗仔细检查了病人后郑重地说："您的病根很深，可采用手术治疗，但即使如此，您的寿命也仅仅只有10年，此病是难以彻底治愈的。"病人忍受不了疾病的折磨，坚决要华佗为他做手术。手术后病人果然暂时痊愈，可过了10年还是死去了。华佗不仅有高超的医技，而且还具有高尚的医德和实事求是的科学态度，这在当时确实是难能可贵的。

据史书所载，魏太祖曹操患有头风病，发作时剧痛难忍，经华佗诊疗后，常针到病除，于是，让华佗做其侍医。但因头风病是顽疾，仅用针药难以根除，于是华佗建议曹操接受手术治疗。开颅治病这对生性多疑的曹操是无论如何也难以接受的，不仅如此，他还怀疑华佗有杀君之心，加上华佗厌恶侍奉权贵，托辞其妻有疾返家不归，曹操查明后将其收捕入狱。临死前华佗打算将平生所撰书稿交给一狱吏，请他代为保存，不想此人因畏惧曹操而不敢接受，华佗忍痛将其书稿烧毁，可惜华佗的珍贵遗作未能传与后人。刚直不阿、不媚权贵的华佗最终还是被曹操所杀。

华佗的外科医术十分高超，除了为曹操治疗头风病外，传说他还曾为孙策治疗弩毒，为蜀国大将关羽治疗箭镞伤，他对中药麻醉的贡献更是为后人称道。说起中药麻醉，人们一定会记起《列子·汤问》中记述的春秋时期扁鹊为公扈和齐婴换心的传说，扁鹊让两人饮用毒酒，迷死3日，然后剖胸探心，易而置之，再投以神药，两人又醒悟如初。这段有关在全麻状态下实施心脏外科置换手术的记载今天看来似乎有些过于神奇，因为在当时的技术条件下，进行如此复杂的心脏手术显然是不可能的。《三国志》等史书记载了华佗的有关史料，其中提到其发明了麻沸散。经有关专家考证，关于割除肿瘤或肠胃吻合手术的描述与现代外科手术情况是基本一致的，所以绝不能说是凭空的编造。这一点已获得了大多数学者的普遍认可，难怪人们都尊称华佗是世界医学史上第一个使用麻醉药进行胸腔手术的人。

华佗创用麻醉剂是人们公认的，那么麻沸散中究竟有什么药物成分呢？遗憾的是华佗的著作及麻沸散的配方均已失传。据后人考证，麻沸散中的主要成分可能是曼陀罗花、乌头等中药。1973 年在长沙马王堆汉墓出土了一批医学文献，其中现知最早的一部医学方书《五十二病方》中记载了麻醉止痛药物——毒堇（音 jǐn），也就是后世所说的中药乌头，这是医学书籍中乌头止痛的最早记载。用乌头泡酒，人喝适量时，会昏迷如死，但时间长了还能缓醒过来，可能扁鹊发现了毒堇的这一特性而尝试进行了最早的外科手术，华佗经过长期细致的观察研究最终制成了麻沸散。历史已走过了 1800 年的历程，今天的医学发展水平也远非古代可比，但古代杰出医学家的贡献是不可磨灭的，外科之父华佗将永远受到世人的敬仰。

十 关于“杏林”的故事

“杏林”是中医药行业的代称，是对中医药界的赞誉之词，也是中国历代医生传颂的佳语和追求的一种医术高明、医德高尚的精神。

“杏林”的故事，在我国已流传了1700多年。它的由来与三国时期名医董奉有关。董奉，字君异，出生于福建省闽侯，属吴国人，大约生活在3世纪上半叶。董奉医术精湛，曾行医至交州（今越南河内）。当时交州刺史士燮因食物中毒，昏迷不醒，府内上下忙成一团，请了不少医生，皆不能救治。董奉也被请去诊治。诊视后，用他自制的丸药，很快使病人脱离危险，转危为安。从此，医名大振，闻名遐迩，求医者愈来愈多，使他应接不暇。后来，他到江西庐山长期隐居起来，为人治病，分文不取。但有一个条件：凡重病者被治愈后，必须在他的园子里栽种5株杏树；轻者被治愈后，必须栽种1株。就这样，年复一年，董奉的园子里的杏树多达10万余株，蔚然成为郁郁葱葱的“杏林”。数年之后，杏林红果累累，结满枝头。于是，董奉在茂密的杏林丛中，建起一座“草仓”。他贴出告示：要买杏的，不需付钱，只要拿一器谷子放在仓里，就可以自己到园子里换取一器杏子回去。传说，邻山的一只老虎口中被木刺误伤，求董奉治疗，董奉为它拔除木刺，老虎感恩自愿为董奉守杏园，遇有偷杏者，便追击，直至还回杏子或拿谷来赎。如此，每年董奉以杏换得的谷子，堆满了草仓。除自己食用外，绝大多数的谷子，他都用来救济灾民。每年受济者达 2 万余人。他这种救死扶伤、助人为乐的事迹，每到春暖花开、杏林飘香的时节，更是受到人们交口称誉。“杏林春暖”、“誉满杏林”，是其中最常见的颂词。

“杏林”一词，从产生之初，就颇受医界喜爱。后世医者，有直接仿效董奉为人行医者，也有以杏自喻，以杏自号，以杏为书、刊、药店、中医药团体之名者。

历代医家酷爱“杏林”，不乏佳话。如有位叫郭东的医生，远离城市，隐居邑北九阳洞山下，种杏千余株。江西婺源医家吴庆龙则仿效董奉之意，要求被医好者在他的房前屋后栽种梅树。久而久之，竟然也形成了“梅林”。现代医史学家陈邦贤，自号红杏老人，其意昭然。明代医家范应春，为人治病，“不计其酬”，并取董奉种杏故事，自号“杏庄”，著有《杏庄集》。明代著名书画家赵孟頫病危，经严子成治愈。赵孟頫特作《杏林图》及唐代提倡医德的名医孙思邈像，赠给严子成，赞颂他的医术医风。前人流传有“橘井汲后绿，杏林种时红”、“董氏杏林凭虎守，苏家橘井有龙蟠”等诗句。

“杏林”佳话成为千古美谈，最根本的原因是它代表着一种精神，一种高超医术、高尚医德的医学精神。“杏林”故事，“杏林”所代表的精神，对后世的影响是极其深远的，甚至日本汉方医学界也喜用此典故，如以“杏林”命名的医药团体“汉方杏林会”等。

“杏林”代表的医德精神，是我国医学的优良传统之一。自古以来，我国就很重视医德。如现存最早的中医经典著作《黄帝内经》就有“疏五过论”和“征四失论”等专篇来讨论医学道德问题。“疏五过论”从五个方面论述医生必须注意做到的和不应做的，以避免发生过错：一是医生必须详细询问患者的病情，尤其是与之有关的社会地位和生活贫富等境况的改变，因为这些都可能是致病的原因；二是必须了解患者饮食起居的情况，情绪上有无过喜过悲的变化，恰当地采取治疗措施；三是必须懂得上述两方面的分析；四是对因情志致病的患者，要懂得针对情志上的病因进行治疗；五是要弄清疾病的全过程，认真分析，判断后果，不可急忙地针刺阴阳经脉而导致气血更加散乱，更不可草率地乱说病人的死期。“征四失论”讲述了医生的四种失误：一是诊治时不懂得阴阳逆从的道理；二是实习医生尚未学成时，却乱用治法，巧立名目，自我标榜，造成医疗上的失误；三是对患者的贫富贵贱、饮食起居、身体寒温、个性等不进行区别比较；四是诊治疾病时，不详细询问发病经过以及各种病因，却简单地凭脉搏而作出诊断，杜撰病名，最终必然造成治疗上的失误。

中国医学史上，许多著名的医家不仅医术高明，而且医德也很高尚。如扁鹊、华佗、张仲景、孙思邈、陈自明、龚信、龚云林、李梴、孙志宏、潘楫、陈实功、张璐、程国彭等，无不如此。

唐代医家孙思邈在他编撰的《备急千金要方》中，特设《大医习业》和《大医精诚》两篇医德专论，主要论述了如何习医、怎样行医的重要问题。他指出，习医者必须熟读古代经典著作，博览群书。“留心钻研，始可与言于医道。”他认为，医学是很精细的学问，必须用心精细的人才可以从事医学，如果以粗浅的态度来习医，那将会造成失误。因此，学医者必须“博极医源，精勤不倦”，不能道听途说，仅知皮毛，即言已掌握了全部医术。他告诫说，凡是有病患者来求治，不得因其贵贱贫富、长幼美丑、怨亲善友、聪明迟钝而采取不同的诊疗态度；也不得为了自己的名利而瞻前顾后，应该“普同一等，皆如至亲之想”，并怀有“大慈恻隐之心”；诊治疾病应当精神集中，无私无欲，不怕脏，不怕臭；出诊到病家，如果居室陈设华丽，医生不可东张西望；诊治时，既要抓紧时间，又要“慎审细思”，不能贪快逞能，沽名钓誉；治好疾病之后，不可自命不凡，也不可诋毁其他医生，更不能“恃己所长，专心经略财物”。以上这些论述，至今仍然有它的现实意义和实用价值。

明代龚云林所著的《万病回春》提出医生行医规范“医家十要”：一存仁心（爱心），二通儒道（知识渊博），三精脉理，四识病原，五知气运，六明经络，七识药性，八会炮制（三至八指医术精），九莫嫉妒，十勿重利。

明代李梴的《医学入门》也论述了“习医规格”，强调医生所从事的职业与病人的生命息息相关，要求“非质实而无伪，性静而有恒”的人，“未可轻易以习医”。对病家“不可过取重索……如病家赤贫，一毫不取”。

明代医家孙志宏的《简明医彀（音gòu）》有“业医须知”专节，要求“业医者，当时刻兢兢业业，以救人之德”。清代潘楫的《医灯续焰》认为为医有八要：当自重，不当自轻；当自谦，不当自傲；当计功，不当计利；当怜贫，不当谄富。此外，明代陈实功的医家“五戒”与“十要”，清代张璐的“医门十戒”，程国彭的“医中百误歌”等，都对医生提出了行医和医德方面的规范要求。

这些论述，是“杏林”精神的具体描述，也是历代医家重视医德和医德实践的结晶，是中国传统医学的宝贵内容，也是中华民族优良传统的重要组成部分，对于今天的社会主义精神文明建设和医药行业医德医风建设，仍有重要的借鉴意义。

十一　葫芦——中医药行业的标志

医药像其他一些行业一样，在其发展过程中，逐渐由某一形象或物体来表示本行业的特点，这常常是与其母体文化的长期积淀有关。如西方民族，很早以前就把蛇看做一种最富有智慧的动物，后来在医神埃斯叩莱庇厄斯的手杖上盘绕了一条“圣蛇”。这根有圣蛇盘绕着的棒球棍形的手杖，被约定俗成地认为是具有世界性的医药标志，直到现在仍被许多国际医药组织和团体所采用。

在中国，中医药行业也有它的标志，这就是为人熟知的葫芦。

葫芦又称为瓢、瓢瓜、壶芦、胡卢、蒲芦等。大约6000年以前，我国就有葫芦。如1973年夏，在浙江省余姚地区河姆渡原始社会遗址上的出土文物中，就发现有葫芦的种子。葫芦可以食用，也可以入药。药性平和，药味甘，功用能利水通淋，治疗水肿、腹胀、淋病等。

葫芦有好几种，形状各异。其中有一种细腰葫芦，成熟以后，将它的内瓤挖去，晾干，成一干燥的葫芦外壳，质轻且坚韧，常被用来装酒、装丸药等。

由于葫芦古代常用来装药，并用于卖药，所以千百年来流传着一句名言："葫芦里卖的什么药?"并引申为表示对某件事物不知其中隐藏着什么秘密的一句话。与之有关的典故，见于《后汉书·方术传》。相传东汉时，有位管理集市的官吏叫费长房。有一天，他在楼上闲坐，看见一位神奇的老翁，在闹市中开设了一间药铺，药铺旁边悬挂着一只大葫芦，老翁在卖药。等集市散的时候，只见这位老翁轻轻一跃，便跳入大葫芦中。别人都不知道，只有费长房一个人看得一清二楚，他很惊奇。他想这位老翁一定是个神人。自此之后，费长房常常看见老翁出入葫芦在闹市上卖药。费长房被他的神奇行为所倾倒，非常向往神仙生活。于是，费长房带着一些酒、肉，去拜访老翁。老翁对他说："你明天再来。"第二天，费长房按时来访，老翁就带他一起跳入葫芦中，只见葫芦内宫殿庄严华丽，美味佳肴摆满桌子，老翁邀他入席，饱餐一顿，然后走了出来。事后，老翁对他说："你千万不能把这件事告诉别人。我本是神仙，因为有过失而被天帝罚下天庭，在凡间卖药……"这位老翁因为出入葫芦（壶），故被称为"壶公"。

这是一则饶有趣味的神话故事。然而，后世人们则将行医卖药之业喻称为"悬壶"。葫芦也就被人们作为中医药的标志。不仅仅一般的个体、民间医生，而且连一些官方的医疗机构，也将葫芦作为标志，悬挂或竖立在门前。如明清时期的太医院，是负责皇帝及后宫健康的医疗部门，在太医院的门前两旁，也竟然摆了两只半人多高的陶制葫芦。

由于葫芦成为中医药行业的象征，所以它不再仅有药用功能，不再单纯是盛药的器具，而更多的是它所包含的文化意义。除了原植物葫芦外，出现不少陶瓷、金属仿制葫芦，以及葫芦图案印章，甚至渗透到医室、药店、医书、医生自号的称呼之中。

十二 《脉经》话“号脉”

了解中医的人都知道，中医看病有 4 种常用的诊病方法，这就是望、闻、问、切。望就是观望病人的面色、形体；闻就是听病人的声音，闻病人排泄物的气味；问是指医者询问病人的饮食起居等情况；切主要指切脉，也就是人们常说的号脉，这是中医独特的诊断方法，许多有经验的老中医往往可以从患者脉象的变化上发现掌握不少病情。中医切脉是怎样发展起来的呢？

扁鹊是人们熟悉的医家，他生活在公元前 5 世纪左右，当时扁鹊就已经凭“切脉、望色、听声、写形”来诊断疾病。他曾和弟子一起游走各地为百姓看病，一次他南下到了当时的虢国，救活了虢太子的“尸厥症”，还曾治愈过赵成侯的“血脉病”，人们非常信任和爱戴他。在公元前 3 世纪左右成书的《黄帝内经》里，也记载了不少诊脉的原则和方法。但那时的诊脉方法很复杂，切脉要察三部九候，这是古代的一种全身遍诊法。它把人体分成头、上肢、下肢 3 部，每部又各有上、中、下 3 处的动脉，在这些部位诊脉，就称为三部九候。如头部上部有两额动脉（太阳穴处），可候头部病变；中则有两侧耳前动脉（耳门穴处），可发现耳部病变；下有两颊动脉（地仓、大迎穴处），候口齿病变。上肢和下肢也各有3处。这如此烦琐复杂的诊脉方法不仅医生难以掌握，而且病者也难以接受，于是规范和简化中医脉学理论和方法就成为当时中医学者们迫切要解决的问题。到了西晋，医学史上出现了一位对中医脉学发展有着特殊贡献的人物，他就是医学家王叔和。

王叔和，名熙，生活于210～285年之间，魏晋时期的著名医学家和医书编纂家。据称他是山西高平人，曾做过晋朝的太医令。王叔和对医学很有研究，人们说他性格沉静，喜好研读经史、方药、养生方面的书，尤其对切诊很有研究。他继承前人对脉学研究的成就，汇集了《黄帝内经》、《难经》以及扁鹊、华佗、张仲景等医家的有关文献，结合自己的临床经验，撰成《脉经》10卷98篇，推动了中国古代脉学的进步。

王叔和做了许多使中医脉学理论和方法系统化的工作。据学者们研究考证，《脉经》一书是我国现存最早的脉学专书，对于编撰该书的目的，叔和在《脉经·自序》中说得非常明确，他说："我收集了岐伯、华佗以来的经典脉学文献，做了分类整理，总共有10卷，这样可使疾病的病因，所表现出的症状，尽量详备。"可见他为中医脉学的发展煞费了苦心。晋以前中医文献对脉象的描述十分繁杂，《脉经》一书对前人所说的脉象进行了规范和整理，把各种脉象归纳为浮、芤、洪、滑、数、促、弦、紧、沉、伏、革、实、微、涩、细、软、弱、虚、散、缓、迟、结、代、动等24种。书中详细描述了不同脉象的辨别方法，并对每一种脉象的性状作了明确而详尽的描述，同时对相似的脉象还进行排列比较。经过王叔和的总结整理，中国古代脉学理论有了明显改观。他的脉学理论和编纂脉学著作的方法和体例对后世产生了很大的影响，如明代医学家李时珍于嘉靖四十三年（1564年）编撰了一本名为《濒湖脉学》的脉学著作，李氏撰写此书的目的是想为初学者编写一部切于实用，内容比较完备，又能纠正前代脉学著作中错误的作品，该书的撰写体例和规格在很大程度上受到了《脉经》的影响。

《脉经》另一个重要的特点是记载了寸、关、尺三部脉的定位诊断。前边已说到，古代最早采用的是三部九候的诊脉方法，如此烦琐难学的脉法在临床上很不方便实用。为找出一种既方便简单又科学准确的诊脉方法，古代医家作了许多有益的探索，如约成书于东汉以前的医学典籍《难经》中就已记载了诊脉可"独取寸口"的理论。中医所说的"寸口"，指两手桡骨头内侧桡动脉的诊脉部位，也称"气口"或"脉口"。根据中医脏腑理论来解释，寸口属于手太阴肺经的动脉，肺主气，而朝百脉，肺的经脉起于中焦脾胃，脾胃为脏腑气血营养的来源，所以全身脏腑经脉气血的情况，可从寸口脉上体现出来。而所谓寸、关、尺就是将寸口脉又分成三个部位的名称，即桡骨茎突处为关，关之前（腕端）为寸，关之后（肘端）为尺。《难经》虽记载了诊脉“独取寸口”的学说，可明确论述寸、关、尺三部定位诊法的却应首推王叔和，他在1600多年以前就把脉学理论和方法系统化，使其有效地指导临床实践，并对世界医学的发展产生了一定的影响，他的贡献是应该肯定的。

在两晋南北朝时期，由于道教势力的不断发展，道教思想逐渐渗透到医学之中，许多医家都不同程度地受到了影响。因此，当时的医书中常掺杂有神仙不老之说，而叔和却能摆脱道教学说的影响，潜心于医学的研究，这在当时也是十分可贵的。

除此之外，王叔和还对张仲景撰写的《伤寒杂病论》一书进行了整理。仲景的原书经过几十年的兵火战乱已散佚不全，王叔和对该书进行了整理，将其分为《伤寒论》和《金匮要略》两书。虽说明清以来有些学者对他的工作提出了批评，认为他不该将原书割裂甚至掺杂己见，但大多数学者仍认为，古代医学之所以能够流传至今，是和王叔和的整理之功分不开的。

十三　从“傻子”到著名针灸学家

我国现存最早的一部针灸学专著《针灸甲乙经》的作者是晋代著名医家皇甫谧，不过谁会想到这位名医早年曾是一位终日游荡的“浪子”。

皇甫谧，幼名静，字士安，晚年自号玄晏先生。东汉建安二十年（215 年）生于安定朝那（今甘肃省灵台县朝那镇）。他的家族原是东汉的望族。自皇甫谧六世祖以来，一直在朝廷中担任要职。至其祖、父两代，家境日渐衰落。皇甫谧幼年过继给叔父，随叔父迁居新安（今河南省渑池县）。17 岁时，仍不好学，游荡无度，生性朴实，拙嘴笨舌，当时人们以为他是个傻子。叔母任氏对此很伤心，她一边流泪一边责备他说：“你现在已快 20 岁了，还是‘目不存教，心不入道’，毫无上进之心，你将用什么来安慰我的心呢？从前孟母三迁以成仁，曾父煮猪以存教，难道是我居不择邻，教有所缺吗？是什么使你这样鲁钝！修身笃学是你自己得益，对于我有何好处！”这番教诲触动了皇甫谧的心灵。从此以后，他振作了起来，先拜同乡席坦为师。后因家贫，只得边耕边读，“带经而农”。清贫的生活，刻苦的攻读，使他变得沉静寡欲，胸怀高尚之志。高贵乡公正元元年（254 年），他正好 40 岁。这时，叔母任氏早已过世，叔父后娶继母所生儿子也已 20 岁，皇甫谧乃返回本宗，回到故里朝那。有人劝他“修名广交”，猎取名利，他则作《守玄论》以明其志，认为“居田里之中，亦可以乐尧舜之道”。他终日攻读，“耽玩典籍，忘寝与食”，嗜书如命，被人们称为“书淫”。有人劝他，攻读过分，会损耗精神。他说：“朝闻道，夕死可矣！”后来得了风痹疾，仍手不释卷。他多次谢绝朝廷的征召，却上表向皇帝借了一车书。晚年曾感叹书籍汗牛充栋而人生短暂。因此，他虽身患羸疾，却仍“披阅不怠”。由于他刻苦钻研，稽古论今，著述甚丰，终于成为有名的大学者，在文学界和史学界享有很高的声誉。当时，尚未成名的文学家左思作《三都赋》，构思十年，赋成，不为时人所重。他把赋给皇甫谧看，皇甫谧为之作序称赞，后又得张载、刘逵、张华等名家推崇，遂名扬天下，一时豪贵之家竞相传抄，“洛阳为之纸贵”。

皇甫谧生于东汉末年，长于曹魏，死于西晋。在他的一生中，经历了 3 次巨大的社会变动，战乱频仍，腐败黑暗，以致经济破产，疾病流行。皇甫谧目睹这些社会惨状，对功名利禄感到厌恶，决心隐居不仕，埋头搞学术研究，撰写了大量的诗赋诔颂论难，以及《帝王世纪》、《年历》、《高士传》、《逸士传》、《列女传》、《玄晏春秋》等史学著作。

魏晋时期，由于何晏的倡导，一时服石之风盛行起来。皇甫谧也崇尚服石。所谓服石，是指服食以紫石英、白石英、赤石脂、钟乳石、石硫黄等矿石药为主的“五石散”，或称“寒食散”。服石过量或服石后将息不当，会发生皮肤肿疡和神经系统的疾病。皇甫谧早年曾服寒食散中毒，痛苦不堪，一度想自杀，被任氏劝止。后来“又服寒食药，违错节度”，身体遭到严重摧残，深感不懂医、不知节度的害处。于是研究解寒食散毒的方药，撰成《寒食散方》、《解寒食散方》等书。在42岁的时候，他患了风痹疾，半身不遂，右腿偏小，兼耳聋。疾病的折磨，坚定了他不走仕途而从医的决心。他在乡亲劝他接受晋武帝聘他为官时所作的《释劝论》中，指出长年患病的人，必定为“朝所弃”，这和“才不周用，众所斥也”一样。他认为伯牛生了病，孔子也没有办法。所以，他想学医为己治病。他仰慕历史上黄帝、岐伯、扁鹊、文挚、医和、仓公、华佗、张仲景等名医，希望自己也能成为一位有作为的医学家。他发愤钻研医学，先后披阅了当时社会上流传的《素问》、《针经》、《难经》、《明堂孔穴针灸治要》等医学著作，并研究了张仲景、王叔和等医家经验，撰成《针灸甲乙经》、《皇甫谧脉诀》、《依诸方撰》等医书。

针灸疗法是中国先民在用砭石刺病，用某些干枯植物茎叶点燃灸治的基础上发展起来的。经过无数次针灸医疗实践，我国人民发现人体的“经络”，并进行理性总结、升华，逐渐形成中国医学特有的“经络学说”。历代文献都记录了针灸学发展的轨迹。先秦时期，有长沙马王堆出土的《足臂十一脉灸经》、《阴阳十一脉灸经》，比《黄帝内经·灵枢》关于十二经脉的记载要古远。到了皇甫谧时代，除《灵枢》、《难经》等尚有部分存世外，汉代涪翁的《涪翁针经》、吴国吕广的《玉匮针经》，以及《华佗枕中灸刺经》等，均已散佚。

皇甫谧认为《黄帝内经》“其论遐远”，理论叙述多而临床实用的内容少，编次不切实际，尤其是针灸经文分散，不便临床运用，而且《素问》、《灵枢》与《明堂孔穴针灸治要》（即《黄帝明堂经》）“三部同归，文多重复，错互非一”。皇甫谧根据3部书的内容，分类归纳，删去重复，取其精要，约于259年撰成《黄帝三部针灸甲乙经》（宋代改称《针灸甲乙经》，简称《甲乙经》）。原书以天干依序编次，内容以医学理论和针灸为主，故此得名。现存的《针灸甲乙经》共12卷128篇。内容大体分两大类：卷1～6为中医学的基本理论和针灸学的基本知识，如人体生理功能、经脉循行路线和发病情况、腧穴主治、四诊、针具和针刺手法及禁忌，以阴阳五行学说阐释具体的生理和病理问题；卷7～12为临床治疗部分，包括内、外、妇、儿科，尤其是内科疾病的病因、病机、症状和腧穴主治等。

《针灸甲乙经》采用归类的方法，把散见于《素问》、《灵枢》、《黄帝明堂经》各篇章的一些相类的内容汇集到一处，使对每一个问题的论述较系统地联系在一起，这就为研读和应用带来了不少方便，更为切合实用。在针灸治病方面，书中共列出腧穴主治 800 多条，介绍了晋以前针灸治疗各科疾病的丰富而宝贵的经验，既更为系统又切合实用，为后世针灸治疗学打下良好的基础。皇甫谧厘定的腧穴数比《内经》多 188 个，而且创用了分部依线检穴法，即分头、面、项、胸、腹、四肢等部共 35 条线路来检取穴位，这对《内经》十二经循经取穴法是一个重大的改革。

《针灸甲乙经》对我国针灸学的发展影响很大，起到了承前启后的巨大作用。承前，是指它是在晋以前在医学基础理论和针灸治疗等方面带有总结性的 3 部代表作——《素问》、《灵枢》、《黄帝明堂经》的基础上写成的。启后，是指从晋到宋 1000 多年中，所有的针灸书如唐代孙思邈的《备急千金要方》和《千金翼方》、王焘的《外台秘要》等的针灸或灸法内容几乎没有超出《针灸甲乙经》的范围。宋代王惟一《铜人腧穴针灸图经》，其穴位和适应证与《针灸甲乙经》所载几乎相同，只多了 3 个双穴和 2 个单穴。宋代《针灸资生经》，明清时期的针灸名著如《针灸聚英》、《针灸大成》、《针灸集成》、《针灸心法要诀》等，也都是以该书内容为主要骨干。即使到了现在，在厘定某个穴位和进行临床治疗时，也往往参考和取材于《针灸甲乙经》。

《针灸甲乙经》问世后，很快得到了医学界的高度评价和重视，一直被视为学医者的必读之书，如唐代将该书列为太医署学习和考试医学生的内容之一。

《针灸甲乙经》在国外医学界也产生了深刻的影响，尤其是对日本和朝鲜影响较大。7～12 世纪，日本将《针灸甲乙经》作为医学生的必修之课。朝鲜也曾仿唐制，以中国医书《素问》、《难经》、《甲乙经》、《本草经》等作为教材教授学生。至于法国等国的针灸学也都导源于中国，其中《针灸甲乙经》是其主要的学习和参考资料。国际针灸学会也把该书列为必读之书。

皇甫谧晚年作《笃终》，主张薄葬，认为人死后，即用竹苇粗席裹尸，选择一块不毛之地，深埋，不用陪葬品。西晋太康三年（282 年），皇甫谧病逝，终年 68 岁。他的儿子遵照他的遗嘱，将他薄葬在朝那镇张鳌坡。后人为了纪念他和他的儿子皇甫方回，在他的家乡建造了一座二贤祠。1983 年和 1986 年先后在兰州举行皇甫谧逝世 1701 周年纪念会和成立甘肃皇甫谧针灸研究所大会，以缅怀皇甫谧并继承发扬他献身医学、寿人济世的精神。

十四　道教医学家葛洪

在现代人看来，道教属宗教，医学属科学，这两者怎么能同时统一在一个人身上呢？这要从道教与中医药学的关系谈起。

道教创立于东汉，但经历了一个极为漫长的孕育过程。我国古代的宗教思想和巫术、神仙思想和成仙方术、谶纬神学、阴阳五行以及黄老思想等，皆为道教形成的思想渊源。同时，阴阳五行、黄老思想等也与中医的发展有一定的关系。而古代的巫、方士，曾是道教组织上的来源，同时在一定阶段里，巫、方士中不乏兼医者，如古代医字曾写作“毉”。因此，在某种意义上说，道教与中医学对先秦文化都有继承。这种继承是各有侧重，各取所需，但由于历史的局限性，这种继承也难免将真理与谬误、科学与宗教相混杂，所以在古代，科学与宗教有时很难分得清楚，彼此在对方领域里占上一席之地，从而互为影响，出现积极的或消极的效应。

东汉三国时期，是道教的草创时期。当时的教义不够明确、系统，显得有些零乱、庞杂。到了两晋南北朝，才是神仙道教的创兴时期。葛洪是这一时期神仙道教的主要代表。他开始把道教加以理论化、系统化，创立了一套较为完整的道教哲学理论。这套理论把长生成仙作为道教的最高目标，就是所谓的“长生之道，道之至也”。他撰写了大量著作，如《抱朴子》、《神仙传》、《隐逸传》，都反复论述了这一问题。他认为，世界的总根源是一种叫做“道”或“玄”或“一”的东西，这种东西是万物生发的源泉。如果谁能得到它、守住它，谁就可以长生不死。

那么，怎样才能“守一”呢？葛洪总结了前人所谓“成仙”的经验和方法，提出了许多摄生方法和成仙途径，主要有三：医药、养生、服丹。葛洪曾说：“古之初为道者，莫不兼修医术，以救近祸焉。”意思是说，初修道者其术未精，难免生病，尤其是修道者多远离市井，孤居一隅，更有必要知医懂药，以应急需。因此，他编撰了百卷医书《玉函方》，并摘其精要编成3卷简本《肘后备急方》。

葛洪，字稚川，自号抱朴子，丹阳句容（今江苏省句容市）人，生于西晋武帝太康四年（283年），死于东晋康帝建元元年（343年）。他的祖父葛系曾任三国吴大鸿胪，父亲葛悌为晋朝邵陵太守。葛洪13岁丧父，家道衰落，但他年幼好学，常常白天砍柴，用柴换取纸笔，晚上读书到深夜。博览群书，经、史、诸子百家，皆有涉猎，终于成为一个学识渊博的人。早年为官，镇压过石冰起义军，被封为“关内侯”。因官场失意，加以年事渐高，欲遁迹山林炼养，以求长生不老。遂隐居广东罗浮山炼丹。“在山积年，优游闭养，著述不辍”，直至于死。葛洪炼丹术学自两家：一家是从祖父葛玄，玄为吴时道家，号葛仙公，精于炼丹，并将炼丹秘书授予弟子郑隐，郑隐传术给葛洪；另一家是南海太守鲍玄，兼通神仙、炼丹、医药数家。葛洪为人性钝口讷，言谈朴实，人称抱朴之士，很得鲍玄的喜爱，于是授之以医药和玄术，还把女儿鲍姑嫁给他。综观之，葛洪是以医药、养生、炼丹为其人生三大要事，而目的都是为了借此修道成仙。

医药方面，主要表现在《肘后备急方》所反映的成就。首先，这部书的指导思想是普及医药知识，处处方便群众。如他曾用歌诀的形式叙述某些方药的主治，以便记忆；指出前代医书有的多用贵重药，只对富家而居京城者有用，所以该书采用的药物多为容易自采或价格便宜之品；主张多用针灸治法。总之，所收药方多取验、廉、便、简者，如青蒿绞汁治疗疟疾。

其次，在传染病学方面，他不满足于东汉张仲景的“伤寒”学说，认识到“相注”——传染病，并对许多急、慢性传染病作了记载。如天花，一种传染病，发病时，全身包括头面都长疮，不多久就遍及全身，全身发红似火，随后疮里灌脓变白，如得不到很好治疗，大多死亡；如果不死，病愈后，留下疮疤并变为黑色。这些对天花全过程的真实描述，是我国医学史上最早的。又如恙虫病，葛洪书中称为“沙虱”病，主要表现为初起皮肤上出现红赤色的斑点，大小与豆黍米粟粒一样，用手触摸，疼痛如刺。几天后，发烧，全身疼痛，关节疼痛，活动不便。之后皮肤的病变结痂，严重时可置人于死地。这一记载比国外要早1400多年。此外，对流行性出血热、传染性肝炎、结核病等也有记载。

再者，他发现了一些致病微生物和寄生虫，如有一种只有针尖大小的传播疾病的小昆虫——恙虫，当时叫“沙虱”。葛洪介绍了发现“沙虱”的方法：用针把这种恙虫挑起，样子像疥虫，很小，只有放在指甲盖上对着日光观察，才能看清。

还有治疗学方面，葛洪的成就更为显著。他创造性地提出，被疯狗咬伤后，取这只疯狗的脑髓敷在伤口处的治疗方法。这是一种“以毒攻毒”的方法。法国微生物学家巴斯德于1885年从狂犬脑组织分离和培养狂犬病毒，并制成用来治疗狂犬病的疫苗。由此看来，把葛洪的“以毒攻毒”治疗狂犬病的方法，称为近代免疫学的萌芽，是毫不过分的。葛洪还提出用大豆、牛乳、蜀椒和松节、松叶等富含维生素B的物品来治疗因维生素B缺乏所致的脚气病。对疟疾的治疗，葛洪常用青蒿、常山、鳖甲等药物，其中青蒿鲜草，浸后绞汁服用的疗法，对近人有很大启发。中国中医研究院屠呦呦研究员等，在筛选抗疟中药时，查阅了这段文献，发现葛洪用青蒿，不采用通常的煎熬，而是改用“绞取汁”，使青蒿中不耐热的有效成分得以保留，并将这种有效成分命名为“青蒿素”。

青蒿素是我国发明的新一代抗疟特效药，它不像以往抗疟药如奎宁、氯喹容易产生耐药性，对恶性疟疾，尤其是脑型的恶性疟疾以及对其他抗疟药产生抗药性的疟疾，都有满意的疗效，被誉为继氯喹之后抗疟史上的一个突破。由此可见，《肘后备急方》中蕴藏着瑰宝，必须认真研究，加以利用。此外，书中还记载了捏脊疗法、食道异物疗法、解毒方法等。总之，葛洪的诊疗思想和方法技术，对中医的发展产生了较大影响。

养生方面，葛洪也有精辟的见解和有效的方法。葛洪认为，养生应在无病、年轻之时就开始，要防患于未然。同时，他强调养生要从细微处做起，防微杜渐。葛洪十分重视气在养生中的作用。在养生实践中，他不仅珍惜自身固有的元气，而且还试图通过“服气”法来吸取大自然之气以养心身。

葛洪非常赞同“我命在我不在天”的观点，反对消极的宿命论。认为“长生之可得，仙人之无种”，只要“能修彭老之道，则可与之同功矣”。他坚信充分发挥人类的主观能动性，通过一定的修炼是可以达到长生目的的。虽然他过高地估计了人的主观能动性，但正因为他这种自信和执著的追求，才能提出许多有益的具体养生方法。这些方法大致可以分为两类：一般摄生法和气功养生法。一般摄生法主要指四季将息、饮食宜忌、起居调适、房室节制、劳逸适度、情志调节等人类日常生活中的调养方法。气功养生法，他谈到了龙导、虎引、熊经、龟咽、燕飞、蛇屈、鸟伸等模仿动物动作的锻炼方法，并着重介绍了“胎息”法。葛洪认为长寿之道，人人可为。指出养生要想取得成效，必须持之以恒，乐于此道，勤勉不息。

葛洪在炼丹术化学方面的贡献也是很突出的。他撰著的《抱朴子·内篇》是中国炼丹术史上一部极重要的经典著作。书中“金丹”、“黄白”等篇集中总结了西汉至东晋时期中国炼丹术早期活动和成就，如对化合、分解、置换等基本化学反应已有初步的认识。尤其值得注意的是，他还将炼丹药物用于医疗，如用水银软膏治疗疥癣恶疮，用水银制剂配利尿药方治大腹水肿。

总之，葛洪不仅是位著名的道教理论家，而且还是位杰出的医药家和炼丹家，在道教史、医学史、化学史上都占有极为重要的地位。他对科学的贡献不仅中国人民而且世界人民都为之敬佩和仰慕。

十五　古代医中女杰鲍姑

在人们的印象中，古代中医似乎是男性的世界，但细心翻阅古代文献，却可发现在这块领域确实有不少杰出的女性，晋代的女名医鲍姑便是其中的一位。

鲍姑生活在1600多年以前我国古代的东晋时期，据有关史料记载，鲍姑，名潜光，是当时广东南海太守鲍玄的女儿，著名科学家葛洪之妻。关于鲍姑本人的生卒年月，史籍中没有明确的记载，后人只能作出种种猜测。古人有本叫《罗浮山志补》的书中说，东晋元帝大兴元年，也就是318年，鲍姑的父亲鲍玄在蒋山遇上了真人阴长生并学得尸解之术，后来鲍玄得到了黄门侍郎这个官职，又升任南海太守。也正是在这段时间葛洪来到广东做官，与鲍玄共事，像侍奉老师一样尊敬鲍玄，深得鲍玄的好感，于是就将女儿嫁给了葛洪。学者们推测，鲍姑出嫁时的年龄大约是在18岁，因为晋武帝时有规定，民间女子到17岁，父母如果不让其出嫁，国家则为她选择配偶，这可能是出于增加人口的考虑。鲍姑活了55岁，她的一生，几乎都是在广东度过的，当地人亲切地称她为“鲍仙姑”。

鲍姑生长在仕宦兼道士的家庭内，早年受其父鲍玄的影响最大。鲍玄，名靓，史书称其“禀性清慧，学通经史，修身养性”，晓炼丹之术，兼通天文地理。父亲的学识对鲍姑显然有着潜移默化的作用。再就是丈夫葛洪，葛洪是东晋年间我国著名科学家，在科学研究的许多领域有着惊人的成就，同时他又是一位颇负盛名的道教学者，他曾跟随祖父葛玄的弟子郑隐和鲍玄学习丹术，尽得其传，皇帝曾封他为关内侯，还给他以散骑常侍的官职，他固辞不就。晚年长期隐居于广东罗浮山，过着道士兼医者的生活。学者们认为，正是这种特殊的家庭环境，使鲍姑从小对医学炼丹活动耳濡目染，摆脱了封建社会绝大多数女性所过的那种单调的锅台生活。

在古代，民间医生从事的是一种辛苦而危险的职业，因为当时临床所用药品大多需要医生本人亲自采集。古书上记载，当年在岭南的高山河畔，人们常可看到鲍姑采药的身影，她一生行医、采药足迹甚广，遍布广东沿海的许多县市。作为1600多年前一位封建社会的妇女，能有如此的勇气和胆量跋山涉水行医、采药，确实让人钦佩。百姓崇拜和敬仰她，在她足迹所到之处，至今仍保留有记载她的地方志。在人们的心目中，鲍姑已是“仙”化了的人物，史学家们将其列入地方志中“仙释”之类，或称其“女仙”、“鲍仙姑”等，连她曾用来制作艾灸的艾也被称作“神艾”。

其实鲍姑并非仙人，而只是一位医道精湛的民间女医师。就拿她用灸法为人治病来说，灸法是古代中国人发明的一种治疗方法，鲍姑对这种治法有自己独特的体会，常用灸法治疗赘瘤和赘疣等疾患。为了进一步提高疗效，她吸收了当地百姓治疗这类疾痛的经验，就地取材，用当地出产的红脚艾进行灸疗，终于取得了成功。后人对此事作了详细的记载，如《鲍姑祠记》称：鲍姑用“越冈天产之艾，以灸人身赘瘤，一灼即消除”。大概因为这种赘生瘤给病人造成很大的痛苦，所以患者对鲍姑的红脚艾灸疗法非常信服。

鲍姑的灸疗治瘤法在历史上广为流传，影响很大。古书《太平广记》上有这样一段有趣的记录，说鲍姑化为神仙后，到了唐代的贞元年间，一次有位姓陈的先生在佛庙设祭，鲍姑化为一乞食老妪从此处路过，不慎打破了陈家的酒瓮，因无钱赔偿，正受到陈家的殴打，有位叫崔炜的好心人路经此处，看到此番情景，情愿脱衣抵偿，鲍姑深为感动。时过不久的一天，鲍姑在路上又遇到了崔炜，就说：“感谢先生您那天为我解难，我擅长灸赘疣，今天将越秀山下产的艾叶少许送与先生，以后遇到患赘疣的人可用此方法来治疗，此种艾灸不仅能治愈赘疣，而且还能美容皮肤。”崔炜接到此艾后数日，遇到了一位耳部患赘疣的老和尚，治后果然灵验。后来他又为一位姓任的巨富治疣，也仅仅是只燃一炷艾即愈，患者赠送他许多银钱作为回报。更为神奇的是，有次崔炜遇到一条唇上长疣的蛇，好心的崔炜也想试试，于是燃艾而灸，不想此疣应手坠地。当然，这些记载未免言过其实，只是历史上的传闻而已。鲍姑的灸疗技术相传了好几代人，据说甚至到了明清时期，还有人不惧艰辛乞取这种神奇灵验的“鲍姑艾”。

只可惜鲍姑有如此高超的灸疗技术却没留下什么著作，但一些学者认为，她的一部分灸法经验可能已渗入到葛洪的《肘后备急方》里，因为在东晋以前的医书中，大多详于针而略于灸，只有《肘后备急方》对灸法作了重点论述，弥补了前人的不足。

历代人民都十分怀念这位为医学进步作出贡献的鲍姑，人们为之凿井、修祠庙，以示纪念。在今天广州风景秀丽的越秀山脚下，仍存有为纪念鲍姑而修建的三元宫。它原名越冈院，明万历及崇祯年间多次修缮，改名三元宫，宫内设有“鲍仙姑殿”，殿内供奉有坐禅的鲍姑像，历年来此求医者香火不断，人们将会永远纪念这位古代的医中女杰。

十六 “山中宰相”陶弘景

陶弘景是继葛洪之后又一位集道教、炼丹、医药于一身的著名人物。

陶弘景，字通明，丹阳秣陵（今江苏省南京市）人。生于南北朝刘宋孝建三年（456 年），卒于梁大同二年（536 年），一生历经宋、齐、梁 3 个朝代。陶弘景出身于有名望的世族家庭，他的祖父陶隆和父亲陶贞宝皆好学读书，多才多艺，深解药术。这种家庭的熏陶，对陶弘景的成长产生了重要的影响。陶弘景自幼聪明好学，6 岁便能书写条幅，7 岁读经书，作文立意新颖。10 岁读葛洪的《神仙传》，深受影响而作《寻山志》，倾慕隐逸生涯。19 岁时，被齐高帝招聘为诸王侍读，总管文笔记事。但他仍向往道术，先拜当时著名道士孙游岳为师，学习道教符图经法，之后又“遍历名山”，至大洪山、太平山、天台山等，谒僧访道，“寻访仙药”，收集道书，学习炼丹术和医药学。32 岁时，他被朝廷聘为奉朝请。后因厌倦官场黑暗生活，36 岁时毅然辞去官职。齐武帝萧赜念其态度坚决，同意他的辞呈，并赐赠丝帛、茯苓、白蜜等，以供他服食之用。

辞官后的陶弘景，隐居在茅山（即句曲山，在今江苏句容、金坛两市之间），一边修道炼丹，一边为人诊治，著书立说，自号“华阳陶隐居”。502年，萧衍篡夺了齐朝政权，陶弘景派徒弟上书，建议改国号为“梁”，萧衍（武帝）采纳了他的意见。从此，梁武帝每逢国家有吉凶征讨大事，常派人到茅山向他请教，当时人们称他为“山中宰相”。

陶弘景勤奋好学，学识渊博，“尤明阴阳五行、风角星算、山川地理、方图产物、医术本草”，一生著述很多，有80余种，内容涉及道教、炼丹术、医药学、儒学、天文、历算、地理、军事、文学、艺术、史学等方面。

道教方面的著述，如《真诰》20卷、《登真隐诀》3卷、《真灵位业图》1卷等，是晋、宋、齐、梁时期道教史上的重要经典，均已载入《道藏》。他对道教理论很有研究，在葛洪、寇谦之、陆修静等人的基础上作了新的发挥和补充，增订过斋戒仪范的许多规定，并把儒家等级制度引入道教教理之中，给神仙们排班次，定等级，还融入佛教轮回转生之说，使道教的形式和内容得到充实和健全，是道教创建和改造时期的一位重要人物，对后来道教的发展影响甚大。

陶弘景从小就仰慕葛洪，他隐居茅山后主要活动之一就是从事炼丹。据有关资料记载，20年间他共做了7次实验，失败6次，开始发生怀疑，说：“世中岂复有白日升天人?”但他对炼丹实验还是作了认真的观察，积累了不少资料和经验，写成若干种炼丹著作，如《合丹药诸法式节》1卷、《集金丹黄白方》1卷、《太清诸丹集要》4卷、《炼化杂术》等，给后人留下宝贵的原始化学资料。

陶弘景最令人称道的是他在医药学、养生学方面的研究。由他编撰的医药著述有《本草经集注》7卷、《名医别录》3卷、《补阙肘后百一方》3卷、《药总诀》2卷、《陶氏方》3卷、《效验方》5卷等。可惜这些医书早已散佚。今本《肘后备急方》，虽然保存了陶弘景增补的内容，但后又经金代杨用道再度修订整理，致使其增补部分与葛洪原著混淆，很难一一分清。《本草经集注》原著叙录等有出土的残卷，这部书与《名医别录》的主要内容通过后世本草书如《证类本草》、《本草纲目》等的转引而得以保存，并流传至今。

陶弘景对本草学颇有研究。他的侄儿陶翊在《本起录》中说他对"医方香药分剂，虫鸟草木，考校名类，莫不该悉"。当时，国家分裂，社会动乱，前代本草如《蔡邕本草》、《吴普本草》、《李当之药录》等大多是在汉代《神农本草经》基础上增加当时发现的新药编撰而成，但存在内容单薄、体例欠当，甚至有错等问题。陶弘景决心对本草学进行一番整理和总结。494～500年间，陶弘景整理修订了《神农本草经》，并参考了根据数百年来张仲景、华佗、吴普、李当之等名医经验汇编成的《名医别录》，从两书中各取365种药物，编撰成《本草经集注》一书。在编写时，他创用了朱墨、大小分书的方法，即《神农本草经》的内容都用朱（红色）笔抄写，《名医别录》的内容则用墨（黑色）笔书写，正文用大字，陶弘景所作的注文用小字。这在文献学上有重要意义，《神农本草经》的原文也因此被保存而流传下来。

陶弘景在中药学方面主要有三大贡献：第一，他首次将《神农本草经》中的上、中、下三品分类改为按照药物在自然界中的属性分类，即分为玉石、草、木、虫兽、果菜、米食、有名未用等7类，除有名未用类之外，其余每类再分为上、中、下三品。第二，对药物的性味、产地、采集、形态、鉴别、炮制以及应用等方面均有新的见解。如用朱、墨点区别药性，以朱点为热，墨点为冷，无点为平，文字叙述上进一步细分为寒、微寒、大寒、平、温、微温、大温、大热8种。还认识到药物的产地和采制方法对药物的疗效有影响，并重视药用植物的形态鉴别。第三，他最早提出了“诸病通用药”，列举了80多种疾病的通用药物。这给临床用药带来方便，同时从分类上看，又开了按药物主治作用进行分类的先河，有着重要的意义。此外，他还总结出丸剂、散剂、膏剂、汤剂、酒剂等的制作规范，考订了药用度量衡，记载了直至当时仍行之有效的药物。

陶弘景还是当时一位享誉海内的养生大家。据《续高僧传》记载：“江南陶隐居者，方术所归，广博弘赡，海内宗重。”他撰有《养性延命录》、《导引养生图》等养生著作。

《养性延命录》分上、下两卷，是陶弘景根据自己的养生体会对前人许多养生方法进行收集、筛选、归纳、编辑而成的。书中有养生思想的阐发，也有养生方法的介绍，内容非常丰富。该书认为人类生命长短的决定因素在人而不是在天，指出只要积极地养生、谨慎地“节护”，是可以延年益寿的。在养生中，他十分重视人体精、气、神的保养。强调养生的两条要领：一是“莫过之”，凡事不要过度，如莫久行、久坐、久卧、久视，莫过度饮食、喜怒等；二是“恬淡无为”。并具体介绍了导引、纳气、胎息，以及饮食、起居等方面的养生方法。书中的主要内容，被后世养生书转引，对养生学的发展起了较大的作用。

综上所述，陶弘景不仅是位道教学家，而且还是位医药学家。如果加上天文、地理、炼丹、军事等领域的成就，陶弘景甚至称得上是一位多才多艺的科学家了。

十七 病因证候学的系统总结

在人类医学发展史上，中医曾为中华民族的繁衍和健康作出过重要的贡献，出现过许多卓有成就的医学家，隋代著名医学家巢元方便是其中的一位。

巢元方约出生于6世纪后半期，据史书记载，他勤奋好学，在隋代大业年间曾出任太医博士。他就任此职期间，做了一件对中医发展影响深远的大事，这就是奉诏主持编撰了大型中医病因证候学专著——《诸病源候论》。

中医对疾病病因证候的认识历史久远，早在《黄帝内经》时期，医学家们就提出了多种病因学说。如六淫学说。中医所说的六淫，即是风、寒、暑、湿、燥、火六种病邪的合称，以我们今天的话说，六淫不仅影响人体对气候的反应性，而且可助长病原体的滋生繁殖，实际上包括了一些流行性疾病和传染性疾病的病因。六淫致病常表现出明显的季节性，如春季多风病，夏季多暑病，长夏（指农历六月）多湿病，秋季多燥病，冬季多寒病等。另外，还有七情致病说。中医的七情指喜、怒、忧、思、悲、恐、惊等七种情志变化的表现，当这些精神活动过度强烈和持久时，就会成为致病因素影响人体脏腑气血的功能，造成疾病的发生。到了隋代，中医学有了新的发展，医家们已不满足于传统的中医病因证候学理论，在临证时试图探索更为详细而具体的导致疾病发生的原因和机理。《诸病源候论》总结了两晋南北朝以来积累的医学经验和理论，在病因证候学方面，突破了前人的旧说，提出了许多新的观点，具体表现在以下方面。

首先，在传染性疾病发生的原因上有很多先进的认识。他认为传染病的发生是由一种叫做“戾气”的物质存在造成的，而且传染病可以通过药物及其他一些方法来预防。他还认为不少肠道寄生虫病是由饮食不清洁所导致，如绦虫病，《诸病源候论》中曾有较详细的描述。古代将绦虫（包括牛带绦虫和猪带绦虫）称为白虫，又因为它的孕节色白长一寸（古尺较现代的尺略短），又把它叫做寸白虫。《诸病源候论》上说：“寸白虫，长约一寸，为白色，外形小而且扁。”还说这种虫一代代相生长大，可生到四五尺长。对绦虫病的主要临床表现也作了描述。另外，认为患绦虫病的原因是吃了半生不熟的牛肉，这一见解与今天医学的认识几乎相同。《诸病源候论》还对姜片虫作了描述。1960 年有关学者曾在明代的两具干尸的粪便中发现有姜片虫的虫卵，说明中国古代有过此病流行。《诸病源候论》“九虫候”中有“赤虫状如生肉”的记载，一些学者经过仔细研究后认为，这一描述与姜片虫的形态极为相近。蛲虫病是人类常见的寄生虫病之一，《诸病源候论》中也有明确的记载。因其形状很小，又称它作谷道虫，谷道也就是肛管直肠，这种寄生虫病轻者可表现为谷道痒，有时虫可从谷道中爬出，严重者可侵蚀肛门，造成皮肤溃烂。这些描写都很科学和具体，蛲虫病患者肛门周围常因奇痒难忍，病人搔抓不止，以致皮肤溃破发炎。

疥疮是因疥虫引起的传染性皮肤病，该病多见于手指间、手腕、肘窝、腋窝及腹股沟等皱折部位，在医药卫生条件落后的古代此病很是多见。甲骨文中已有疥字，但只是人患皮肤病的象形字。以后不少医书虽记载了疥疮，也多泛指皮肤病，把疥疮和疥虫联系在一起描写的，则首见于巢元方的《诸病源候论》。书中说疥疮里边有小虫存在，但很难看到，人们常常可以用针头挑到疥虫。更为难得的是，《诸病源候论》还强调了此病具有传染性，指出："小儿往往会因乳母得了疥疮而被传染。"在当时的科学技术条件下，这种认识是很先进的。

天花是一种高度传染性的病毒性疾病，自古就严重威胁着人类的生存，在人类发明人痘以至牛痘接种免疫天花以前，古代文献就对天花的发病及临床表现作了详细的记载。《诸病源候论》中描述的伤寒、登痘疮类似现代医学所说的天花，指出："伤寒热毒气盛多发疱疮，其疮色白或赤，发于皮肤。""有紫黑色作根"，"疮痂虽落，其瘢尤黶，或凹凸肉起，所以宜用消毒灭瘢之药以敷之"。

现代医学认为漆疮是因人体体质过敏所造成的变

态反应性疾病,《诸病源候论》对这种疾病作了详细的论述,认为有些人生来对漆能够耐受,终日接触油漆及漆器对身体也没有损害,相反那些禀性不能耐受漆毒的人,一接触漆及漆器,就会染发漆疮。虽说《诸病源候论》还未能深层次地揭示漆疮发生的原因,但巢氏的“禀性体质说”无疑较前人的认识大大前进了一步。

《诸病源候论》在古代病因证候学上有着多方面的成就,如它对晕动病的解释也是很科学的,它认为晕动病应属正常情况,并非真有素疾,这与现代医学的解释是一致的。在证候方面,巢氏等重视每一个病的论述,这对深入研究不同疾病的病因、症状、诊断、鉴别等创造了有利的条件。除了病因证候学以外,《诸病源候论》中还对一些较大的外科手术方法和适应证等作了比较详细的叙述,如外伤肠断的抢救,肠吻合术的步骤、方法和术后护理等。中国医学的发展与进步是和历代众多杰出医学家的勤奋努力分不开的,人们将会永远记着《诸病源候论》对人类医学进步所作的贡献。

十八　百岁药王孙思邈

孙思邈的名字在中国历史上可以说是家喻户晓，这位中国医学史上杰出的医药学家，将自己的毕生精力及聪明才智献给了中国古代医药保健事业。

孙思邈（581~682年）生活于隋唐年间，他的家乡在京兆华原，也就是今天的陕西省耀县。据史料记载，他的出生地就在距耀县15里的孙家塬村。孙思邈自幼就才智出众，7岁开始读书，很快就能日诵千余言，20岁时已精通老庄学说及诸子百家的理论。孙氏还喜读佛经。不幸的是孙思邈幼年多病，因汤药费用，曾使他几乎耗尽了全部家财，但也正是这种早年的逆境，促使他放弃仕途，走上了研习医药的道路。他18

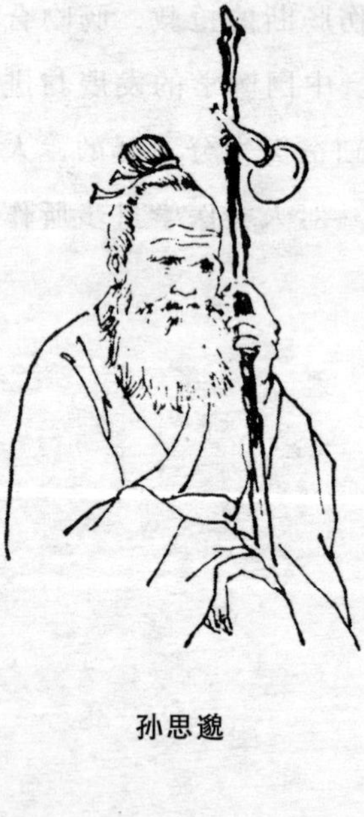

孙思邈

岁开始学习医学，钻研《黄帝内经》等名家经典理论，医技渐长。他首先调治好了自己的病，并医好了不少乡邻友人的病患，很快成了当地人们爱戴的名医。孙氏厌恶仕途，多次拒绝与统治者合作。如隋文帝曾请他出任国子博士，他托病不起；唐太宗又召他进京都咨询，要授其官位，亦遭孙氏拒绝。孙氏学识渊博，唐初年间，魏徵曾奉诏修撰五代史，为防遗漏，多次登门向他请教。

隋唐时期，中国古代医药学已积累了丰富的经验，孙氏鉴于两汉南北朝以来数百年里，保存在世的医药书籍均卷帙浩繁，临床使用翻检不易，便着手进行整理，删其烦琐，存其简要，起名为《备急千金要方》。此书完成于652年，全书共分232门，含方论5300首，内容包括了序例、妇人、少小婴孺、七窍、诸风、伤寒、脏腑、杂病、疔肿、痈疽、痔漏、解毒、备急、食治、养性、平脉、针灸等方面的内容。孙思邈到了晚年，为弥补《备急千金要方》之不足，又撰写了《千金翼方》30卷。孙氏在其著作中从基础理论到临床各科治疗，均作了系统全面的论述，他在前人成就的基础上，充实了许多新的内容，提出了不少新的见解。如孙思邈认为医学是一门“至精至微”的学问，不通过艰苦勤奋的努力是难以获得知识的，他要求习医者必须要熟读《素问》、《甲乙》、《黄帝针经》、《明堂流注》、《十二经脉》等中医经典著作，必须了解古代医家留下的大量经方验方，还要懂得阴阳、禄命诸家相法及灼龟五兆、易经等方面的学问。另外，在孙思邈看来，要想成为名医，首先应具有人道主义精神和济世活人的思想，对于病人应做到无欲无求，先发大慈大悲恻隐之心。此种医德标准仍应该为我们今天的医务工作者所遵循。

孙思邈一生对祖国医药学发展所作出的卓越贡献，主要有以下几方面。

首先，他广泛搜集整理了唐以前的医方。汉以后数百年的兵火战乱，使古代医书散失严重，孙氏在《备急千金要方》和《千金翼方》两部书中共收集医方6000余首。在这些医方中，有历代医家流传下来的，有自民间百姓中征集到的，也有不少是从西域、印度等国家输入的，既有复方、单方，又有不少民间草药。如人们熟悉的传统经方麻黄汤、桂枝汤，华佗的云母丸方，王乔的健身方，常山太宁的马灌酒，苍梧道士的陈元膏，以及耆婆汤、蛮夷酒、匈奴露宿丸等。

其次，孙思邈对张仲景的《伤寒论》作了整理研究，并提出了自己的观点。他把《伤寒论》太阳病的疗法分为桂枝汤、麻黄汤、柴胡汤、承气汤、陷胸汤及杂疗等法，将其病状归为太阳、阳明、少阳、太阴、少阴、厥阴等几大类别。还列举了伤寒治疗的一些宜忌，如忌汗、宜汗，忌吐、宜吐，忌下、宜下，忌温、宜温，忌火、宜火等。另外，在传染病的预防方面，他还提出了如空气的消毒和井水的处理等方法。

中医本草学是中国传统医学的一个重要组成部分，孙思邈非常重视本草学的整理研究工作，他在晚年所撰的《千金翼方》中谈到了采药季节、药名、药出州土及用药处方等问题。孙氏认为采药必须注意季节性，否则采收到的药物就如同朽木一样，没有什么价值。他很重视地道药材，强调初学医的人应该了解其中的知识。另外，他还主张应将药物按功效进行分类，这样可方便临床使用。孙思邈的这些见解都是很有科学道理的。

在对疾病的诊断方面，孙思邈也有许多独到的看法，认为临床上仅仅依靠诊脉来断病的医生是不高明的，按他的话叫“上医听声，中医察色，下医诊脉”。但孙氏并不轻视诊脉，他在《千金翼方》第25卷中曾详细论述了脉诊，足供临床参考。

孙氏在治疗上也有许多突出的贡献。如他提出水肿患者应注意忌盐，消渴病人要考虑防备大骨节间发生痈疖。他还谈到了现在认为因维生素 B_1 缺乏而导致的脚气病，认为可用含有B族维生素的赤小豆汤和谷白皮粥来防治；夜盲症可用富含维生素A的青羊肝、兔肝和决明子来治疗。此外，还主张用含碘物质的动物甲状腺鹿靥、羊靥来治疗甲状腺肿，用槟榔治疗绦虫病，用水银软膏、朱砂、雄黄为消毒药品治疗皮肤病等。这些方法在当时都是很先进的。

孙思邈是人们心目中的神医，千百年来一直受到世人的怀念、敬仰。在他诞辰500周年的时候，宋朝廷曾专门下诏为孙氏刻立石碑，并在他的故乡孙家塬西南建立了宏伟的孙氏祠堂等。古迹留存至今，人们世代供奉着这位百岁药王，孙思邈的生平事迹将永远激励后人。

十九　最早的国家医学院和药典

说起人类古代的医学教育，不少人都知道创建于公元900年前后的萨勒诺医学院，它的旧址位于意大利西海岸那不勒斯东南约50公里处，当年那里曾因培养出众多名医而享誉全球。至于谈到由国家颁布的药典，《纽伦堡药典》则更是许多人所熟悉的，它出版于1542年。但在1000多年前的我国古代盛唐时期，也曾出现过一所颇具规模的由中央政府开办的医学院校，也正是在那一时期，诞生了世界上第一部以国家名义颁布的药典。

618年，隋朝灭亡，李渊家族在长安称帝，建立起了唐朝统治政权。唐朝初年，经济繁荣，政治稳定，科学技术进步，医学也得到了迅速的发展。在此历史背景下，政府决定大力发展医学教育。隋唐的医务行政机构是太医署，唐代的医学校就设在太医署下，由其直接管理。实际上唐代太医署采取的是“政教合一”的形式，它既是医务行政机构，同时又承担着医学教育任务。

唐代的太医署不仅设置规模宏大，设施完备充实，而且在专业的设置上与临床应用密切结合。如太医署内设医科和药科，医科又分为4部，很类似我们今天医学院校系的建制，这4部分别为医师、针师、按摩师和咒禁师。每一个部门主管教学工作的是具有博士官衔的人。学生学业期满，必须参加考试，成绩优良者，才被批准为合格的医生。

医师部相当于医学院校中的医疗系，包括范围最广，课程分为基础医学与应用医学两大类。基础医学课程是所有专业必修的，如《神农本草经》、《针灸甲乙经》、《脉经》等。临床应用部分划为5个专业，分别为体疗（相当于内科）、疮肿（外科）、少小（儿科）、耳目口齿（五官科）和角法（包括外治疗法及拔火罐治病，类似于今天的理疗专业）。

针师部就是现代的针灸专业，作为针灸专业的学生，要先学习掌握经脉孔穴的部位，再进一步学习辨证方法及用针手法等，如针灸治疗中采用的迎随补泻手法等。

第三种专业设置是按摩师部，从事这一专业的学生必须学会并掌握消息导引之法，也就是应用按摩推拿的技术来治疗疾病，通过按摩导引使体内壅塞郁滞的经脉气血疏通。

唐代的咒禁类似于今天的心理疗法，学生学习用祈祷咒禁方法来驱除病魔，古时的咒禁多带有某种神秘的色彩。

除了医科以外，唐代的医学校中还有药科的设置。

药科方面，设有采药师、药园师、药园生等专业。在理论讲授的同时，为方便学生识别药材，医学校还设有相当规模的药园，类似于今天的药用植物园。

由此可见，唐代兴办的医学校就其规模和内容而言，完全可以和欧洲最早的医科学校——意大利萨勒诺医学院相媲美，而且在创立的时间上也较其早200余年。

唐代还发生了一件在人类医学史上具有重要意义的大事，这就是由政府组织人力编写了我国历史上第一部药典。据有关专家考证，它也是世界上最早的国家药典，较1542年出版的《纽伦堡药典》早800余年。

本草学在我国起源很早，自古就有神农尝百草的传说，先秦时期人们已积累了不少药物学知识，如《山海经》中记载的动、植、矿物药物已有430余种之多。秦汉时期建立了强盛的封建集权统治，医药学也有了很大的发展，现知最古老的药学专著《神农本草经》就产生在这一时期，另外还出了一本称作《名医别录》的本草学著作，这两本书总结了许多古代的用药经验。到了两晋南北朝时期，陶弘景又对《神农本草经》和《名医别录》两书作了补充和详细的整理，他给自己编撰的书起名为《本草经集注》。到了唐代，随着医药学知识的进步，整理、总结、完善中医本草学理论和用药经验的任务又摆到了人们面前。唐高宗显庆年间（656～661年），唐政府组织医官苏敬等20余人集体编修了一部本草学著作，这就是为后人瞩目的《新修本草》。

同中国历史上编写的许多本草学著作相比，《新修本草》确实有其与众不同的地方。首先，因为此书是由政府出面组织编纂的，所以有着雄厚的人力、物力、财力基础。为了收集到尽可能详细的资料，举行了本草史上第一次全国范围的药物大普查，这本书的特色正是在于它集中了全国药物来源的调查和考证成果。《新修本草》全书共有54卷，包括正文20卷，目录1卷；《新修本草图》25卷，目录1卷；《本草图经》7卷。全书共收录了850种药物，在药物分类上分为9类，包括玉石部、草部、木部、兽禽部、虫鱼部、果部、菜部、米谷部、有名未用部。书的体例仍按陶弘景《本草经集注》的朱、墨字书写法，保留了全部《神农本草经》、《名医别录》及陶弘景的注文。另外，又新增加了115种新药和大量的注文。

该书的编写不仅较系统地总结了唐以前的药物学成就，而且对后世的药物学发展也有深刻的影响。岁月沧桑，虽说《新修本草》原书早已因兵火战乱而失传，但其主要内容却通过后世的一些本草学著作辗转保存了下来，学者们仍可间接地了解到这部世界上由国家颁布的最早药典的全貌。

二十 “过海大师”鉴真

在人类历史上，医学的繁荣与进步常常和国际间的文化交流联系在一起，作为中华民族传统文化一部分的中医，也正是通过这种交流与融合才得以发扬光大。

隋唐时期，医药学获得了迅速的发展。我国已成为亚洲医药发展的中心，中医药大量传播到了国外，同时也不断吸收国外的医药经验。鉴真就是生活在这样一个历史时期。鉴真俗姓淳于，出生于广陵江阴，也就是今天的江苏省扬州市。他父亲喜好佛教，鉴真14岁时，跟其父入扬州大云寺随智满禅师出家。当时的江苏扬州为中外药物交流之地，大云寺又是施医送药的江南名寺，寺中知医懂药的高僧甚多，在这一环境里，鉴真除刻苦习颂佛经外，还钻研医药知识，尤其潜心于中药鉴别、炮制等方面的学问。707年，经洛阳到首都长安求学，居住在城中的实济寺，见识更为广博。唐开元元年（713年）学成返回扬州，住持大云寺，备受各方拥戴。在江南生活的数十年中，他在淮南地区修寺40余座，做了不少筑塔、造桥、施医、讲经的善事，威望很高，被当地百姓赞誉为“淮南江左，独秀天伦”。

历史学家们称鉴真为中日医药交流的先驱者。明治维新以前，日本医学基本上以汉医为主。据学者们考证，汉医传入日本，始自唐代。在唐代文化发展全盛时期，日本曾派遣留学生来中国学习，也聘请学者赴日讲学。唐开元二十一年（733 年），日本僧人荣睿、普照等随当时的日本遣唐大使前来中国留学。天宝元年（742 年）抵达扬州，在大明寺见到了正在此地讲律的鉴真和尚，日僧诚恳地邀请鉴真和尚赴日讲学，鉴真欣然应允，随即开始了六渡东海的壮举。

鉴真大师第一次东渡发生在唐天宝二年，此次东渡鉴真一行师徒共 21 人，由于种种原因，未能到达日本，只得中途返回。以后类似的东渡又进行了 4 次，均未能成功。唐天宝十二年十月，日本大使藤元清河来到扬州的近光寺，再一次邀请鉴真东渡讲学。那年鉴真和尚已是 66 岁高龄的老人了，而且双目失明，但他还是毅然率高徒 35 人乘日本遣唐使船踏上了征途，历尽艰辛，终于在同年十一月抵达日本。十二月二十六日，入日本大宰府，次年二月来到了当时日本的首都平城京，也就是今天的奈良市，下榻于东方寺。鉴真和尚抵日后，受到了日本各界的隆重欢迎，日本天皇派遣正议大夫吉备真备传宣，委鉴真以授戒传律之重任。天平宝字元年（757 年），日皇亲赐鉴真水田 100 町，以供应四方来学戒律的人士。又于宝字三年，为鉴真创建举世闻名的唐招提寺，以便其在日本广为传授佛教戒律。

鉴真大师是中日文化交流的使者，他不畏艰辛，6次渡海才到了日本，第6次赴日时，不仅年事已高，而且已双目失明。他在日期间，传律讲经，为百姓诊疾疗病，同时把中国传统的建筑、雕塑、绘画、刺绣、书法、音律等各项技艺传给了日本人民，为中日文化的交流作出了杰出的贡献。鉴真大师在医药学方面的精深造诣更为人们所称赞，他曾因治愈光明皇太后的疾病而得到日本统治者的褒奖，为此还被授以“大僧正”的称号。鉴真大师又是中药知识在日本的普及者，中药传入日本后以其独特的疗效受到了日本百姓的欢迎，但由于缺乏必要的医药知识，当时的日本人大多分辨不出药物的真假优劣，鉴真乃为之辨别。他第6次东渡日本时携带了大量的药物和香料。如《东征传》记载：“天宝二载十二月东下时，除用物法器外，带麝香二十剂，沉香、甲香、甘松香、龙脑香、胆唐香、安息香、檀香、零陵香、青木香、薰陆香六百余斤，又有毕拨、呵黎勒、胡椒、阿魏、石蜜、蔗糖等五百余斤，蜂蜜十斛，甘蔗八十束。”此外，还带去了一些中成药方，如“奇效丸”、“万病药”、“丰心丹”等。鉴真大师东渡日本，在带给日本人民佛教知识的同时，也把中国传统的医药学知识传播到了日本，难怪直到今日日本人仍将鉴真大师奉为汉医汉药的始祖。

鉴真大师于唐广德元年（763年）五月六日逝世于日本奈良唐招提寺的开山堂宿房，享年76岁。他生前曾撰有《鉴上人秘方》1卷，可惜早已失传，但日本学者撰写的《医心方》中保留了有关的内容，如脚气入腹方、呵黎勒丸及鉴真服钟乳随年齿方等。

为中日文化交流及人类医学的发展做出伟业的人历史是不会忘记的，1963 年正值鉴真大师谢世 1200 周年，中国人民对外文化协会、中国佛教协会、中华医学会等在京举行隆重的纪念活动，缅怀这位中日文化交流的先驱者，并决定在扬州筹建鉴真纪念堂。同年日本各界也举行了各种纪念活动，日本国内还将 1963 ~ 1964 年定为鉴真大师的显彰年。1980 年鉴真大师塑像由日本归国巡展，在江苏扬州、北京等地举行了非常隆重的纪念活动。在巡展期间，人们怀着崇敬的心情瞻仰了这位“过海大师”的风采，中华全国中医学会、中华医史学会均印行专集，以示纪念。

二十一　藏医巨著《四部医典》

8 世纪末，在我国西藏地区诞生了一部影响深远的藏医巨著，这就是被后人誉为学习藏医必修课本的《四部医典》。

谈到《四部医典》的写作过程和内容特点，让我们还是先从古老的藏医学说起。在我国西南边陲的青藏高原，很早以前就居住着一些少数民族，其中就有我们今天藏族人的祖先，当时的青藏高原还没有统一的政权，人们过得是穴居野外的生活。后来藏族人学会了制作酥油，酿制青稞酒，他们懂得了利用热酥油来止血，用青稞酒渣外敷伤口。在实际生活中藏族人民逐渐积累起越来越多的医药知识，藏族古代有一部叫做《论布加汤》的文献中就已经有了“有毒就有药”的说法。7 世纪初，藏王松赞干布统一了西藏，建立起强盛的吐蕃王朝，促进了西藏经济、文化的发展，加上唐朝奉行和亲政策，内地和西藏的文化交流日益增加。到 8 世纪末，西藏地区出现了一位著名的医学家宇妥·元丹贡布，据学者们考证，《四部医典》就是以他为主的一批藏医学家们编撰而成的。被藏族同胞称作医圣的宇妥·元丹贡布，早年就刻苦学习藏医理论，在长期的临床实践中积累了丰富的经验，他还多次到内地学习中医理论，在印度等国家也曾留下他的足迹。经过数十年的勤奋努力，终于写成了《四部医典》（另一译名为《医方四续》，藏语名字为《据悉》）这部藏医巨著。该书著成后，老宇妥的后代新宇妥又在11世纪对原书重新作了编纂增修，才成为后世流通的《四部医典》。

《四部医典》共由4部分组成。第一部分为“根本续”（藏名称作“札据”），是全书的总论部分；第二部分是“论说续”（藏名为“协据”），主要内容为人体生理解剖、病因病理、治疗原则等，还讲述了藏医所用的外科医疗器械；第三部分叫“秘诀续”（藏名为“门阿据”），分别论述了各种人体疾病的分类和治疗；第四部分是“后绪续”（藏名称“亲玛据”），记载了脉诊、尿诊等藏医的诊断知识，另外还有药物功能，炮制、艾灸、放血及外敷等内容。《四部医典》的问世，标志着古代藏医学的发展成熟，就如同中医的《黄帝内经》、《伤寒杂病论》一样，被后世藏医尊为藏医学的经典著作。

该书写成以后对后世藏医学的发展产生了很大的影响。15世纪以后，藏医学开始形成了南北两个学派，以强巴·南杰差桑为代表，总结了西藏北部高原地区多风寒的临床经验，擅长艾灸、放血、穿刺治疗等。另外，北方学派的医家们临证大多喜用温热药物。而南方学派则以舒卡·年姆尼多吉为主要代表。西藏南部地处河谷地区，临证以温热疾病为多见，所以南方学派的藏医治疗时擅用清解药物。这两个学派根据各自的见解对《四部医典》作出了不同的解释，还绘有不同风格特点的人体解剖测量及医药挂图。

17 世纪时，为了政治上的需要，也为了藏医学的统一，五世达赖命令西藏的有关学者对当时的《四部医典》进行整理，具体工作由摄政王德西·桑吉嘉措负责。桑吉嘉措在藏医学方面具有高深造诣，在他的主持下，藏医学者对《四部医典》进行了全面的诠注和发挥，著成了《四部医典蓝琉璃》（藏名简称《据悉本温》）一书，成为《四部医典》的权威性注解本。另外，桑吉嘉措还组织有关藏医学家对 15 世纪由藏医南北学派绘制的医药挂图进行了补充，重新绘制了一套彩色医药系列挂图，共 79 幅，这些挂图对人们理解学习《四部医典》的内容很有帮助。在这一时期还有许多藏医学家对《四部医典》进行校注，其中以南方学派学者舒卡·罗朱给布的校注本最为可靠，这也是《四部医典》现行最早的刊本，藏语称为《札当据悉》。

《四部医典》是藏医的经典性著作。首先，它总结了藏医学的基本理论，提出了藏医学生理解剖、病因病理等方面的内容。如藏医认为，人体包括三大因素（即“龙”，主呼吸；“赤巴”，主身体之热能；“培根”，主体液）、七种物质（指血、肉、脂肪、骨、骨髓、精、饮食精微）及三种排泄物（大便、小便、汗液）。在生理解剖方面，将人体分为心、肝、脾、肺、肾及胃、肠、十二指肠、胆、膀胱、三姆休（和中医所说的三焦有些类似）。认为人的全身共有骨360块，牙齿32枚。藏医把联系人体各部分的通道称作脉络，又有白脉、黑脉之分。脑为白脉之海，它所主管的功能实际相当于神经系统。黑脉则属于医生放血治疗的某些部位，也就是静脉。对于女性妊娠《四部医典》也有记载，认为胚胎发育过程要经历鱼期（指水生动物）、龟期（指爬行动物）及猪期（指哺乳动物）。

其次，该书还记述了许多藏医有关诊断、治疗用药方面的内容。如《四部医典》强调藏医诊断应以问、望、触三诊为主。另外，藏医的尿诊也颇具特色，包括观察病人的尿色、泡沫、沉淀、气味等，作为诊断疾病的依据。藏医将治疗分为饮食、起居、药物、外治4个方面，对此《四部医典》都有详细的记载。1000多年来，《四部医典》一直作为经典著作指导着藏医学的临床。可以相信，在科学技术发展的今天，这一藏医学的宝贵历史遗产必将得到进一步的整理和发掘。

二十二　王惟一与针灸铜人

在人类文明发展史上，中华民族曾作出过杰出贡献，我们祖先有过享誉世界的四大发明。战国时人们就知道磁石可以指极，西汉时又发明了造纸术，北宋年间出现了活字印刷，11 世纪已用火药制炮。但您或许还不熟悉，在宋代我们的祖先还设计制造了两件稀世珍宝，这就是北宋的两具针灸铜人。

据考古发掘和文献考证，针灸起源于我国原始时代的氏族公社时期，那时候人们已能够制造出比较精致的石器，有了原始的针法工具砭石。传说用砭石治病来源于我国东部沿海一带以渔业为主的先民们，而灸法则来源于我国北部以畜牧业为生的先民们，因为北方天气寒冷，人们必须烤火取暖，加上当地人野居乳食的生活习惯，容易患腹胀寒痛等证，很适合热疗。后来砭石被更方便实用的金属针所取代，人们知道了人体的经络和穴位后，大大提高了针灸治疗的效果。魏晋时的著名医学家皇甫谧撰写了一部名叫《针灸甲乙经》的专著。经过隋、唐、五代，古代针灸学有了很大的发展。到了北宋年间，随着印刷术的广泛应用，促进了医药学文献的积累，加快了医学知识的传播，由北宋医学家王惟一所铸的针灸铜人就是出现在这一时期。

据医史学家们考证，王惟一曾任过宋仁宗皇帝时的尚药奉御，他对针灸很有研究，教授了不少学生。为了教学方便，他对宋朝以前的针灸治疗经验作了一次系统的总结，写成了《铜人腧穴针灸图经》3卷，并建议当时的皇帝宋仁宗支持他铸造针灸铜人的计划，以便学生在学习针灸过程中能够直观地了解经络、腧穴的生理解剖部位。皇帝接受了他的建议，并敕令他督造两尊铜人。王惟一所铸造的铜人设计构思十分精巧，他选用青铜铸造了端正直立的青年男子裸体像，体内脏腑也用青铜材料铸成，膈膜和脉络刻得清清楚楚。另外，在铜人表面还刻有几百个穴位，每个孔穴之旁用金字标明穴名。据说铜人孔穴的表面涂有一层黄蜡，里面盛满水银，学生考试时按穴试针，如果针刺准确，当针退出时，水银就会随针泻出，否则便进不了针。据有关史料记载，这两具针灸铜人于宋天圣五年（1027年）铸成，一具放置于当时北宋政府的医官院，另一具放在相国寺。铜人铸成后不仅方便了学生针灸的学习，而且也成了国家的珍宝，由这两具针灸铜人引出了许多故事。据说一具针灸铜人在南宋时流入了襄阳，不知所终；另一具在1128年宋金议和时，曾作为议和的条件之一被金人掠去，元世祖忽必烈又从金人手中夺回，后再入明人之手。明英宗时又将铜人重修，留在明宫，后为清人所得，放在北京的药王庙中。又有人讲，在清代太医院内，也曾放过一个铜人，就是从药王庙中移来的。在日本国立博物馆内也藏有铜人一具，按照日本史料的记载，此铜人也是从中国传去的。至今这两具铜人的来龙去脉仍存有许多疑点，还有待学者们作进一步深入的研究和探讨。

王惟一所撰的《铜人腧穴针灸图经》也是一部很有影响的针灸学著作，这部书共有 3 卷，另外，还附有《穴腧都数》1 卷。此书刊行于北宋天圣四年，是王氏在医官院任职期间为了配合说明针灸铜人而写的，具有文图相兼的特点，所以起名为《铜人腧穴针灸图经》。王氏在此书的上卷首先记载了仰伏人尺寸图，十二经脉及任、督二脉经穴图等。其次又按人体手、足阴阳十二脉及任、督二脉顺序逐条记述了每条经络的循行、主病及其所属经络的位置。在该书的中卷记述了针灸避忌太乙图，并依照头、面、肩、背、颈、腋、股等部位的顺序及经穴排列的前后论述了每一经穴的具体部位、主治病证、针灸法宜忌等方面的内容。下卷讲述了中医针灸治疗的特殊穴位，如井、荥、俞、经、合穴的主治、功用等。北宋政府对此书的编写和刊刻很重视，在王氏撰成该书后，医官院将其刊刻于四面石壁上，每卷书占壁一面，剩余的一块石壁则恰好将后撰的《穴腧都数》1 卷补入。这后附的 1 卷记载了人体十二经穴，有些类似全书经穴的索引。另外，今天我们针灸临床门诊上常用到的“周身骨度尺寸”在这一卷中也已提到，只不过当时称作“修明堂诀式”。除了以上所说的这 4 块石刻以外，还有木版书籍刊行，只可惜因兵火战乱大多都已散佚，现存最早的也只有明朝统治者于正统八年（1443 年）重新刊刻此书后的复刻本数种。另外，北宋政府的原书石刻也仅保存下来了一些残片，再就是明代石刻的拓本等。离原书及石刻时间较近的还有大定丙午年（1186 年）有位称作闲邪聩叟的金朝人编写的《新刊补注铜人腧穴图经》，其内容主要是在原书基础上删去了骨度法、脏腑图等，补入了经脉循行的注文及针灸避忌人神图等，还将原书经穴图及十四经脉的排列顺序作了较大的修改。虽说如此，《新刊补注铜人腧穴图经》对研究了解王惟一的《铜人腧穴针灸图经》仍有重要价值。

二十三　医书整理出版机构

中国古医书起源很早，约在战国以前就已出现了大量写录在竹木和丝制品上的医学文献，也就是学者们常说的简帛医书，这种类型的医书在我国古代存在了很长时间。到了两晋南北朝时期，人们除了继续用竹简作为写医书的工具以外，已大量使用了纸，医书的种类和数量都较前代有了很大增加，传世的有人们熟悉的晋代葛洪的《肘后备急方》等。隋唐时期的医书仍以手写的卷子本为主，但已有个别的刻版医书，除了个人编写的医书以外，隋唐政府也组织编写过几部大型著作，如《四海类聚方》，全书共2600卷，收集了相当广泛的医书，称得上是当时的医学百科全书。还有隋政府组织巢元方等人编写的《诸病源候论》等。

宋代印刷术的进步和造纸业的发展，改变了过去医学文献整理和印刷的困难局面，医学著作的出版有了相当数量的增加。北宋政府对医学的发展较前代更为重视，宋初政府曾下令采访“医术尤长者”，并积极鼓励民间百姓献书。宋仁宗皇帝时，为了加速医学书籍的整理出版，于嘉祐二年（1057年）专门设立了校正医书局，这是由官方设立的专门整理、校勘、订正古代医学书籍的机构，据有关专家考证，这也是我国古代最早由政府组织的医书整理出版机构。北宋的校正医书局集中了当时一批颇有声望的著名医学家，由医官掌禹锡、高保衡、林亿、孙兆等人负责，对以往历代重要的医籍进行系统的搜集、整理、考证、校勘。这批校勘过的医籍于宋熙宁年间（1068～1077年）陆续刊行问世，主要包括《素问》、《伤寒论》、《金匮要略》、《金匮玉函经》、《脉经》、《针灸甲乙经》、《诸病源候论》、《备急千金要方》、《千金翼方》和《外台秘要》等。北宋校正医书局的工作已得到了后世学者们的充分肯定。

校正医书局所以能取得如此成就，除了北宋政府的大力支持以外，还在于他们集中了当时一批难得的人才，如直接参与组织领导校正医书局工作的掌禹锡是北宋大臣，他自己就精通医药，史书称其好藏书，善记忆，为人勤谨厚道。北宋嘉祐二年，他与林亿、张洞、苏颂等共同奏请皇帝，建议在集贤院设置校正医书局。同年会同医官秦宗古、朱有章等人，以北宋初年编写的《开宝本草》为蓝本，参考诸家本草进行校正补注，于嘉祐五年撰成《嘉祐补注神农本草》（简称《嘉祐本草》）20卷。此书广采博辑，补充了大量药物资料，全书共收药1082种。他同时还参与了另一部本草著作《本草图经》的编撰组织工作。另外，还参加了地理学著作《皇祐方域图志》的编写工作。以上这些充分显示了掌氏的能力和才学。校正医书局的另一位学者是林亿，林亿曾担任过北宋光禄卿直秘阁，他同时也精通医术，除了参与校订《嘉祐补注神农本草》一书以外，还于宋神宗熙宁年间与高保衡等人共同完成《素问》、《灵枢》、《难经》等唐以前医书的校订刊印，为保存古代医学文献和促进医学知识的传播作出了贡献。他工作认真负责，其校订《素问》，集前代数十家所长，改正 6000 余处错误，还另增加 2000 余条新的注释，他的治学态度受到了后世学者的一致称赞。再一位就是校正医书局的高保衡，他曾任北宋朝奉郎国子博士、太子右赞善大夫等职，为了表彰他修订《黄帝内经》的功绩，神宗皇帝曾专门下诏赐他绯鱼加上骑都尉。

为了整理校勘好古代文献，北宋校正医书局的学者们做了大量的工作。就拿校勘《素问》一书来说，6 世纪，隋朝的全元起对《素问》作了全面注释，当时由于第七卷早已散佚，所以全氏的注本只有 8 卷，共 69 篇。以后唐代的王冰又将全氏的注本加以改编，称《黄帝内经素问》，共 24 卷，81 篇，但第 72 篇“刺法”、第 73 篇“本病”虽有篇目，缺少原文。另外，81 篇中还有王冰新补入的 7 篇。王冰注本除参考多种古本对《素问》原文进行较详细的注释外，还将原书的次序重新加以调整，并增删了个别文字。北宋年间，以林亿、高保衡等医官为首对王冰注释的《素问》进行了认真细致的校勘注释，改名为《重广补注黄帝内经素问》，仍为 24 卷，81 篇，又称“新校正”本。此书不仅保留了王冰注本中的全部文字，而且还纠正了王冰注文中的不少错误。自此以后，《素问》一书的原文基本定型，也成了后人刊刻与研究《素问》的蓝本与依据。

除北宋校正医书局的工作以外，宋政府还组织有关人员编撰了一些大型方书，如宋太宗赵光义即位后，召集翰林医官广泛搜集单方、验方、秘方，加上他本人所藏的良方，有万余首，命陈昭遇、王怀隐等人于978～992年间编写成《太平圣惠方》100卷，共收载医方16834首。北宋还有一本名为《和剂局方》的方书，也是政府组织编撰的，作为国家官药局的制剂规范，经多次修订、增补，于1151年改名为《太平惠民和剂局方》颁行各地。历史是公正的，我国古代的医书整理出版工作在宋代曾取得了杰出的成就，校正医书局学者们的业绩也应永远被后人缅怀。

二十四　宋慈与法医学大成《洗冤集录》

在我国南宋时期，出现了中国第一部法医学专著《洗冤集录》，它的作者是杰出的法医学家宋慈。

法医是一种很特殊的职业，它的任务是为侦查审判案件提供资料和证据。据学者研究考证，我国最早的法医学检验可以追溯到战国时期。考古工作者1975年在湖北省云梦县睡虎地的秦墓中发现了一批秦朝的竹简，其中不少是法医学方面的内容，包括十分珍贵的他杀、缢死、首级、外伤流产、麻风病等案例的法医学检验内容。颁行于653年的唐律是现存最古的封建法典，其对法医应承担的责任已有了明确的规定，制定出了许多具体的措施，比如对装病及死伤真实情况未能检验出的法医要给予适当的定罪。宋代的法医学知识有了迅速的发展，在宋慈撰写《洗冤集录》以前已有几部记载法医学内容的著作，如无名氏撰写的《内恕录》、赵逸齐的《平冤录》、郑克的《折狱龟鉴》、桂万荣的《棠阴比事》等，但系统总结前人的法医学经验，称得上是法医学专著的，还应首推南宋宋慈的《洗冤集录》。

宋慈出生在建阳童游里，也就是今天的福建省建阳市，其父宋巩曾在广东做过官，家庭环境的影响使他从小就勤奋好学。南宋嘉定十年（1217年），宋慈考取进士，先后被朝廷任命为主簿、县令、通判兼摄郡事等职。他为官刚正清廉，不谋私利，深得百姓爱戴，在运盐、赈济灾民方面，为人民做过不少好事。宋慈真正从事法医这一职业是在南宋嘉熙三年（1239年），当时的宋慈在广东任职，由于官吏多不守法，以致积案甚多，他立下规约要求限期清除积案，8个月清理了200多桩旧案。他还以监司的身份微服出访，深入下层，详细调查案情，到处为百姓雪冤禁暴。后来他又调任江西提点刑狱，还做过湖南的提点刑狱。在长期的司法办案过程中，宋慈深深懂得司法检验乃是关系整个办案过程能否公正的大事，认识到错案、冤案的发生与检验经验不足有密切的关系，于是萌发了撰写一部法医学书籍的想法，经过反复修改终于完成了《洗冤集录》一书。宋慈的《洗冤集录》最早仅刊行于湖南宪治，供省内检验官吏参考，借以达到“洗冤泽物”的目的，不想此书一经刊行便不胫而走，迅速传遍全国各地，并成为后世众多司法检验书籍的祖本。

《洗冤集录》全书共有5卷，宋慈在书中对尸体现象、窒息、损伤、现场检查、尸体检查等方面都有较科学的观察和归纳，内容包括：尸斑的发生与分布；尸体发生腐败的表现和影响腐败的条件；勒死的特征及自缢的鉴别；溺死与外物压塞口鼻死的尸体所见；

窒息性玫瑰齿的发现；骨折的生前死后鉴别；各种刀刃伤的损伤特征；生前死后及自杀他杀的鉴别；致命伤的确定；各种死亡情况下的现场勘验方法等。法医学是一门相当复杂的科学，它牵涉面广，包括了人体生理、解剖、组织病理、药理、毒理、诊断、急救，以及外科、骨伤等许多门类的医学知识，宋慈在《洗冤集录》中的不少记载都有着很高的科学价值，如书中介绍了毒蛇咬伤人体后，应及时结扎患处的上行血管，这样可以避免毒液深入体内脏腑，其科学性已被现代医学所证实。人死后体表常可因细菌或其他微生物的感染而发生变化，为了避免伤痕的变化，影响查验尸体的准确性，宋慈提出应用醋等物罨洗，此办法在当时的条件下显然是切实可行的。书中还谈到了对毒物和中毒的处理问题，如在“论中毒篇”说：造成人体死亡的毒物并不是仅仅只有砒霜，实际上中药人参、附子也是很厉害的，如果早晚连续服用，可引起口鼻流血，皮肤迸裂而亡。人体中毒后可出现多种复杂的临床症状，宋慈对此也作了详细的描述，他说：血液中毒的人大多数口眼张开，面呈现紫黯色或青色，口唇往往呈紫黑颜色，手足指甲俱青黯，口眼耳鼻间有血流出。另外，他还谈到了胃肠型的中毒，表现为临死前先吐出恶物，或泻下黑血，直肠肛门有肿突。以上这些显然是作者长期实地细致观察的结果。对于检查验证是否服毒的方法，《洗冤集录》中也有记载，比如可先将银钗用皂角水擦拭干净，探入死人口内，以纸密封，良久取出后，如呈青黑色，用皂角水擦之也不退色的话，则说明死者生前有可能服过毒；如银钗的颜色仍呈银白色，说明死者并非因服毒而亡。巴豆、斑蝥等中药常可引起人体中毒，此类药物具有强烈的刺激作用，有腐蚀局部组织的毒性。宋慈主张对于巴豆、斑蝥中毒的病人，可用猪膏、大豆汁等来灌服，这也是很有道理的，因为猪膏、大豆汁富含脂肪成分，可以缓解毒物对胃壁的刺激。另外，书中还记载了不少检验学方面的知识，如人们熟悉的滴血认亲，还有验骨法、检骨法等，这些方法都很值得研究探讨。

宋慈的《洗冤集录》在法医学史上影响深远，欧洲法医学最早的著作为1602年意大利菲德里所著的《法医学专书》，《洗冤集录》要比其早350多年。日本、朝鲜等国在欧洲法医学未传入之前，一直将《洗冤集录》作为法医们的必备读物。目前该书宋刊本已佚，现存最早的版本是《宋提刑洗冤集录》，此外又有从明代《永乐大典》中辑出的2卷本。宋慈的成就受到了后人的肯定，人们将会永远记住这位为人类法医学发展作出杰出贡献的医学家。

二十五　漫话茶及其医药用途

据有关学者考证，人类饮茶至今已有数千年的历史，饮茶不仅关系到人类的健康和疾病，而且还与人类文化的发展有着密切的关系。

茶原是一种野生的山茶科常绿灌木类植物，最初人们并不认识它，到了距今 4000 多年前传说中的神农时代，古人发现了茶叶的特殊医疗作用。唐代被称作茶圣的陆羽在《茶经》中这样写道："茶之为饮，发乎神农氏。"后世的不少茶学专家通过多方研究后认定，我国茶叶起源于神农时代的判断是符合历史事实的。

现在汉语的"茶"字是由古代"荼"字演变而来的。《诗经·谷风》上有句话说："谁谓荼苦，其甘如荠。"这里讲述了古代一位被遗弃女性的辛酸故事，意思是说谁说荼苦，我觉得它和荠菜一样甘甜。言外之意是自己的生活比苦荼还苦。学者们认为，"茶"字正式开始在书面语中出现是在唐代中期，沿用至今。

在秦汉时期，我国古代医学家写成了一部名叫

《神农本草经》的书，书中记载了茶叶的解毒功效。以后人们逐渐开始把它作为一味具有防病治疾的药物来对待，如汉代医家张仲景用茶来治疗脓血病，被后人誉为“外科鼻祖”的三国时的名医华佗用茶消除疲劳，有些医生还用茶叶治疗厌食、胃痛等症。另外，在当时人们还把茶叶看做是一种特殊的养生保健品，如梁代养生学家陶弘景在他所著的《杂录》中说：“苦茶轻身换骨。”所谓“轻身换骨”，按今天的话说，显然属于减肥养生。

在我国唐宋时期，医药学有了迅速的发展，茶疗也日趋成熟，人们了解了更多有关茶叶的医疗作用。在人类茶文化发展史上，唐代出现了一位特殊的人物，他就是前面已提到的茶圣陆羽。陆羽生活于唐代中期，活了70余岁，这在古代应算是高龄者。人们推测，这和他一生嗜茶大概有密切关系。他经过了数载含辛茹苦的写作，终于写成了人类历史上第一部论述茶的专著——《茶经》，将前人的茶叶知识作了系统的整理和总结。茶叶在唐代已相当普及，茶树的种植已遍及全国50多个州郡，还出现了国家经管的茶园，民间饮茶已成了一种风气。茶叶成了一种重要的食疗食品，唐代由国家颁布的第一部药典《新修本草》中对茶叶的医疗功效作了描述，称其“味甘苦，微寒，无毒，主瘘疮，利小便，去痰热渴，令人少睡”。十分有意思的是，唐人除了直接泡茶饮用外，还取茶汁来煮粥。另外，在这一时期的医学文献中，还记载了名目繁多的“药茶”，如宋朝由政府组织编写的《太平圣惠方》、

《和剂局方》等书中，都设有“药茶”专篇。一些书中记载说：“用茶末煎水，调姜末饮服，可治疗霍乱烦闷等。”人们在临床上常根据病情，用茶叶配伍不同的中药，如治疗伤寒头痛壮热，用茶叶配伍荆芥、薄荷、山栀、豆豉等的葱豉茶方；用茶叶配伍生姜、石膏、麻黄、薄荷等，治疗伤寒鼻塞头痛烦躁的薄荷茶方；治疗宿滞冷乏及泻痢，以茶叶配伍硫黄、诃子皮等的硫黄茶方。另外，用好茶末与炮干姜配伍，可治疗霍乱后烦躁坐卧不安；以中药海金砂配伍腊茶，可治疗小便不通、脐下满闷等。除此之外，这一时期茶疗方法还有多种形式，如研末外敷治疗一些外科、皮肤科疾病，像男性易发的阴囊生疮等。又如用醋来调和茶叶，据说古人用这种方法治疗热毒下痢、腰痛难转等病症很有疗效。再就是将茶叶制成丸剂，可用来治疗产后便秘。

随着历史的发展，人类对茶的医疗作用有了更多的了解，茶叶的医疗用途也越来越广。明清时期，出现许多行之有效的茶疗方，如今天仍被人们广泛应用的午时茶、天中茶、枸杞茶、八仙茶、五虎茶、莲花峰茶、清宫仙药茶、慈禧珍珠茶等，茶疗所治疗的疾病，几乎遍及内、外、妇、儿、皮肤、骨伤各科及养生保健等许多方面。茶疗的方法和剂型也更为讲究，有饮服、调服、和服、顿服、噙服、含漱、滴入、调敷、贴敷及擦、搽、涂、熏等多种。

茶叶不仅具有医疗保健作用，而且还是一位传播人类文化的特殊的“使者”。据说当年茶叶初传欧洲时，人们对茶还不十分了解，有人说茶是延年妙药，也有人说是害人的毒品。恰巧那时咖啡也刚刚传入欧洲，为了验证二者的功效与毒性，瑞典国王古斯塔夫三世下令用关在死囚牢里的一对孪生兄弟作为试验品，试验结束后，他们将得到赦免。兄弟俩只得听命，每天按吩咐饮用茶与咖啡，结果兄弟二人不仅没有中毒，而且身体越发健康，一直活到了80多岁，真可称得上是因祸得福。自此之后，人们对饮茶发生了浓厚的兴趣。

今天，茶叶作为一种医疗保健饮品已走入千家万户，随着科学研究的深入，不但古代保留下来的茶方被很好地应用，而且人们还根据中医传统理论和现代医学的方法研制出了许多新的茶疗配方，如防治肝炎有良效的“红茶糖水”、“绿茶丸”、“茵陈茶”，治疗胃痛效果好的“舒胃茶”，治疗糖尿病的“薄玉茶”、“宋茶”，还有治疗和预防肥胖症的减肥茶，以及各种各样的戒烟茶等。茶已不再单纯被作为一种饮料来看待，而是成了人们所喜爱的家庭防治疾病的保健佳品。

二十六　从漱口到刷牙

我国人民有着良好的口腔卫生习惯。大约在2000多年前，《礼记·内则》就记载："鸡初鸣，咸盥漱。"意思是说早晨东方既白，雄鸡报晓，人们都起床盥洗、漱口等。一般文献记载往往晚于史实的出现，因此，实际上漱口习惯的形成还要早得多。

漱口是最简便的口腔清洁方法。先秦时期，人们不仅在早晨漱口，而且已注意到食后漱口。《礼记·曲礼上》有"虚口"的记载，后世注家认为"虚口"就是吃完饭，喝口酒，荡荡口腔，使口腔清洁。虽然这种"虚口"是饮宴的一种礼仪，但用酒类漱口，显然对保持口腔卫生和消毒是有益的。

牙签是当代仍在使用的用来剔除牙间杂物的较常用的口腔卫生用具。从出土文物可知，我国最早的牙签大约出现在距今1700多年前。1969年6月下旬，江苏省历史博物馆的考古人员在江西省南昌市阳明路南侧发现汉末三国东吴时代高荣墓中有一支金制剔牙签。用金、骨等制作只有少数贵族才有条件，一般人用得最多的是竹牙签。

对于牙齿的保健，晋代前后已有一种“叩齿”术。葛洪称“坚齿”，即每天清晨上下齿相互轻轻叩击300次。现代人认为，叩齿可增加牙周的气血流通量，从而起到固坚牙齿的作用。同时，叩齿还增加唾液的分泌，促进消化。叩齿保健法在道士、养生家中较为流行。

在使用牙刷洁齿之前，文献记载最多的是揩齿法。揩齿法与印度佛教传入我国有着密切的关系。大约东汉时期，安息国太子、佛教翻译家安世高将印度的《佛说温室洗浴众僧经》译入中国，该书介绍了僧侣洗浴的规仪、方法，其中谈到洗浴后要嚼杨枝，以清洁牙齿，说这样做可以使“口齿好香，方白齐平”。我国唐代著名高僧玄奘曾于621～645年间去印度取经，回国后，将他的这番经历记录下来，写成一书，叫《大唐西域记》。书中描述了他的亲眼所见，说印度人无论是佛教徒还是非佛教徒用完餐之后，都要“嚼杨枝为净”。20多年之后，唐僧义净又去印度，他回国后撰写了《南海寄归内法传》，也谈到这种习俗，并将“杨枝”作为“齿木”的一种，认为不一定非用杨枝不可，根据地域所产不同，柞条、葛蔓、楮、桃、槐等枝条亦可。现代著名的口腔医学史家周大成教授分析后指出：“这说明我国杨柳较多，取之甚易，所以就嚼用杨柳枝来揩刷牙齿了。”

在佛书中称“嚼杨枝”，在医书中亦称“杨枝揩齿”或“揩齿”。如隋代巢元方等编撰的《诸病源候论》曾有“以水杨枝洗口齿”的记载；唐代孙思邈的

《备急千金要方》则把佛教揩齿与道教叩齿相提并论："每旦以一捻盐内口中，以煖水含，揩齿及叩齿百遍……口齿即牢密。"

由上述资料可知，杨枝是现代牙刷的雏形。最初刷牙只用清洁水，以后用温盐水，到唐代《外台秘要》开始用药末。如书中记载"升麻揩齿方"：用升麻、白芷、藁本、细辛、沉香、寒水石6种药物，研成细末，"每朝杨柳枝头咬软，点取药，揩齿，香而光洁"。从现代观点看，这分明是药物牙膏的前身"药物牙粉"。

什么时候才出现现代概念的牙刷？在敦煌莫高窟第196窟晚唐时绘制的壁画《劳度叉斗圣图》中，描绘了一新剃度的僧侣揩齿的场面，有人认为是用手指揩齿，也有人认为"这是世界上最早的牙刷和刷牙资料"。由于画面局部小，很难判定。现代牙刷是植毛的。从文献记载看，宋代《琐碎录》记有"刷牙子皆是马尾为之"，这是植以马尾的牙刷。在欧洲，最初的牙刷也是用马尾做的。欧洲诸国使用马尾制的植毛牙刷大约在17世纪，比我国整整晚了500多年。1223年，日本高僧道元禅师首次到中国各山寺参观，亲眼目睹了"僧侣们除漱口之外，尚用剪成寸余之马尾，植于牛角制成的器物上，用以刷洗牙齿"。这说明宋代已有牛角刷柄、植上马尾的牙刷了。

从出土实物考证，我国辽代（约10世纪末）已经出现植毛牙刷，比前面提到的文献记载更早。1953～1954年在内蒙古自治区赤峰县大营子村发掘辽驸马卫国王的墓葬时，发现墓主人的随葬品中有两把骨制牙刷柄。牙刷头部的植毛部分有8个植毛孔，分两排，植毛面的孔径较背面孔径略大，以便植毛。毛束之间的等距间隔，有利于刷毛的干燥，也不容易藏污纳垢。其外形、制法极似现代的牙刷。这一发现，把我国植毛牙刷的发明史向前推进了200多年。

宋之后，牙刷的使用逐渐增多。牙刷还被诗人写入诗中，如元代郭玉就有“南州牙刷寄来日，去垢涤烦一金值”的诗句。

讲究口腔卫生，反映出一个民族的精神面貌。从我国古代人民讲究漱口到创用牙刷这一侧面，可以说明中华民族是一个讲究卫生、讲究文明的伟大民族。

二十七　医之门户分于金元

中国古代文化源远流长，谈到文化与医学的发展，古代有句很有名的话叫“儒之门户分于宋，医之门户分于金元”。儒家到了两宋时期出现了不同的学派，如以程颢、程颐和朱熹为代表的理学学派等。为什么又说“医之门户分于金元”呢？让我们还是先从金元时期的历史发展说起。

在历史上金国建于1115年，以后金国占领了黄河流域，宋、金南北对峙达100余年之久。北方蒙古族兴起于13世纪初，于1234年灭金，1279年再灭南宋，建立了元朝。金元时期由于理学学派的影响，使学术界理论研究风气大兴，对医学理论的发展产生了很大的影响。医家们在临床治疗中发现，如治疗疾病盲目地固守前人采用的法则和方药，常常难以收到满意的效果，于是开始对中医的基本理论和治疗方法进行新的探索，出现了百家争鸣的局面。其中最具代表性的学派有4家，即刘完素的寒凉学派、张从正的攻下派、李东垣的补土派、朱丹溪的养阴派，这就是历史上所说的金元四大家。

金元四大家中的第一位是刘完素，他大约生活于1120～1200年之间，出生在金国的河间，也就是今天的河北省河间市，因而常被人尊称为河间先生。完素生活在宋朝南迁的苦难时期，百姓流离失所，疾病缠身，他自青少年时起便立志学医，25岁时开始钻研《黄帝内经》，在漫长的医学生涯中，他矢志不渝，初衷不改，终于形成了自己对中医理论的真知灼见。早在北宋年间，政府为了普及医药知识，方便百姓求医，曾经颁布过一部《局方》，它的全称是《和剂局方》，后又改为《太平惠民和剂局方》，实际上类似于今天我们所说的药物制剂规范。金元时期《局方》仍很盛行，医生多喜用辛温香燥之品，刘完素看到了其中的弊端，力图加以改变，临证时主张用寒凉药物。完素虽生活于金人统治的河间，却不与统治者合作，多次拒绝金朝招聘，长期行医在民间，为百姓解除疾苦，受到人们尊敬和爱戴。

刘完素一生对《黄帝内经》的理论下了很大的工夫，如他研究运气学说，写下了《运气要旨论》；用《黄帝内经》的理论研究病因，写下了《素问玄机原病式》一书，把中医临床证候概括为由风、寒、暑、湿、燥、火6种病因所致，以诊断用药。除此之外，他的著作还有《宣明论方》15卷、《伤寒标本心法类萃》2卷、《三消论》1卷等多种。

金元四大家中的第二位是张从正（约1156～1228年），他是金代睢州考城（今河南省兰考）人。张氏继承了刘完素的学术思想，对《黄帝内经》、《伤寒论》等经典颇有研究。从正被金朝统治者召补为太医，但因厌恶此种生活，不久便辞职回归乡里。他对穷苦百姓极富同情心，一次路过故息城，见一男子惨遭官府杖刑，毒气攻里，疮痛焮发，百治无效，从正诊后，施用先吐后下，继发其汗的方法，终于将此病人救活。

在中国医学发展史上，张从正的汗、吐、下三法是人们所熟知的。由于他在临床上常用泻下剂和催吐剂，尤其是擅用泻下，所以后世称他为“攻下派”。他的攻下理论以《黄帝内经》和《伤寒论》的汗、吐、下三法为宗，其治学态度严肃认真，用药精当，又能通权达变，临床往往收到很好的疗效。从正的学术思想主要体现在他所著的《儒门事亲》一书中，他认为人的发病因素有三方面：一是由于感受自然界的风、寒、暑、湿、燥、火六淫之气；二是因为接触地之雾、露、雨、雹、冰、泥等六邪；三是由于人们饮食酸、苦、甘、辛、咸、淡六味不节。总的来说，疾病非人体所固有，所以治疗应当先施用攻法，以速去其邪，邪去则人体元气自然会恢复。张从正的学术思想和治疗原则对后世产生了很大的影响。

李东垣是金元四大家中的第三位，他名杲，字明之，晚号东垣老人。李东垣生活于1180～1251年之间，是金代真定（今河北正定）人。他自幼喜好医学，曾跟易州（今河北易县）的张元素学医，通过认真地钻研和老师的指点，他掌握了中医理论的精髓，并创立了补土学说。东垣生活的南宋嘉泰至绍定年间（1201～1233年），民族矛盾尖锐，所以他认为饥饱失常，营养不良，加上精神恐慌，是造成人们患各种内伤性疾病的主要因素。他治疗疾病主张从调理人体脾胃机能入手，在治疗上偏重于升阳益气，创制了著名的升阳散火汤和补中益气汤，主要用来升发阳气和补益阳气。东垣的用药特点，充分注意到了增强体质、恢复人体健康这一点，足以弥补刘完素、张从正治疗上所不及的方面。他留给了后世许多著作，主要有《内外伤辨惑论》、《脾胃论》、《伤寒会要》、《五经治法机要》、《医学发明》及《兰室秘藏》等。

从时间先后来说，朱震亨（1281～1358年）应是金元四大家中最晚出的一位了，他是浙江义乌人，因家世居丹溪，所以学者们都尊称他为丹溪翁。丹溪从小聪慧好学，曾想走仕途，成年后因母患脾胃病而致力于医学。丹溪吸取了金元四大家中刘、张、李三家学说之长，提出人体生理机能特点为“阳有余而阴不足”，在治疗上强调滋阴降火药物的重要作用。他根据自己学术思想创制的方剂，如大补阴丸治阴虚火旺，大补丸治湿热痿，虎潜丸治筋骨痿，左金丸治肝火胁痛吞酸症等，至今仍被医家们广泛采用。

丹溪一生著述甚丰，主要包括《格致余论》、《局方发挥》、《伤寒论辨》、《外科精要发挥》等。他的学生也很多，许多当时的名医都出自他的门下，如赵以德、刘淑渊、戴元礼、王安道等。

在中国医学史上，曾产生过不少医学流派，但像金元四大家这样影响如此广泛深远的医学学派却不多见，他们的学术争鸣促进了中国古代医学的繁荣和发展，为人类医学的进步作出了重要的贡献。

二十八　蒙古族营养学家忽思慧

古语讲“民以食为天”，吃应该说是和人们日常生活联系最为密切的。食不仅是人类的一种本能，也是一门学问，同时也可以作为去病健身的一种方法。这里我们要介绍一位用食物来给人治病的古代医生，他就是蒙古族营养学家忽思慧。

用食物治病也就是人们所说的食疗，它是通过选择适宜的饮食物，养成良好的饮食习惯和注意饮食卫生等方式来防病治病，调养身体的一种方法。食疗在我国古代历史非常悠久，在先秦时期古代医学的分科中就已经专门设立了食疗一科，如《周礼》中所记载的医学分科有食医、疾医（相当于内科医生）、疡医（相当于外科医生）、兽医等，可见我们的祖先对食疗很重视。当时负责食疗的医生主要的工作是掌管王公大臣们的饮食健康，医家们还专门写了一些食疗的著作，如《神农黄帝食禁》、《黄帝杂饮食忌》、《老子禁食经》等，可惜这些书都没能流传下来。《黄帝内经》里记述了不少有关食疗的理论，认为五谷是人们养生的主体，五果具有帮助五谷滋养机体的作用。随着社会的发展，人们对食疗的认识越来越丰富，唐代孙思邈在他所写的《备急千金要方》中，专门列了“食治”一篇，谈了许多食疗的问题。由于前人写的有关食疗的著作都已散失，所以说孙思邈的这篇“食治”就成了我国现存最早的古代食疗专篇。到了宋金元时期，食疗学的发展更快了，人们知道了更多有关饮食与人体健康关系方面的知识，也出版了一些食疗方面的书籍，如南宋郑樵的《食鉴》、娄居中的《食治通说》等。中国历史上的金元时期，战事频繁，人们常常因为饮食劳倦、生活条件困苦产生许多疾病，蒙古族营养学家忽思慧正是生活在这样一个时期。

忽思慧生活在元朝，史书记载他是蒙古族人，也有学者说他是维吾尔族人。元延祐至天历年间他被任命为皇家的饮膳太医，实际上就是王宫内的食疗保健医生，主管宫廷的饮食卫生、药物食物补益等方面的事宜。这段生活经历给忽思慧提供了一个总结研究我国古代食疗学理论和经验的机会。他阅读了许多古代医学书籍，另外，皇宫中的工作环境也使他能够接触到许多别人难以接触的珍稀食疗物品。经历了数度寒暑，他与大臣普兰奚合作，终于在元天历三年（1330年）写成了《饮膳正要》一书，并呈送皇帝御览。除了他以外，当时参加校正的学者还有中奉大夫太医院使臣耿允谦、张金界奴等人。

《饮膳正要》正式刊行于天历三年。全书共分3卷，卷1论述了人们日常养生中的避忌问题，还有妊娠及哺乳期妇人所应注意的饮食忌宜、饮酒避忌，并介绍了94种膳食方。卷2主要论述食疗方药，如诸般汤药煎剂、服饵方药等，涉及方药有100余首。另外，还谈到不同季节所适宜服用的食物。不同气味的食物有自己偏走的人体脏腑。按照中医食疗学的理论，食物性味的不同可以纠正人体脏腑的偏胜偏衰，而长期偏食某种食物也可以造成人体脏腑阴阳的失调，这也就是中医所说的五味偏走。中医认为，不同食物用于调整治疗人体疾病时，有时可显示出一种协同作用，即增强治疗效果，而有时候也可削弱治疗作用，甚至出现某种副作用，这就是中医常说的食物的相反相克。《饮膳正要》一书对此都作了详细的记载。卷3列出230余种食疗食物，包括有米谷类、兽类、鱼品类、果品类、菜类等，还附上了168幅插图。

重视饮食调养是传统中医的一大特色，扁鹊早就说过“安身之本，必资于食”，还说“不知食宜者，不足以存生也”。后世不少医家都谈到了食疗与药疗的关系，如唐代孙思邈就强调人在遇到疾病时应首先考虑食疗，因为食疗不容易给人体脏腑带来损伤，以我们今天的话说，食疗不会有什么副作用，只有在疾病较急较重，食疗方法不奏效的情况下才考虑采用药物治疗。忽思慧在《饮膳正要》中继承了这一观点，从食物营养、饮食调理等许多方面论述了食疗对人体产生的作用，对后世中医食疗学的发展有着很大的影响。据学者们研究证实，《饮膳正要》一书是我国古代现存第一部营养学专著。

关于因饮食卫生状况不良而造成食品污染是引起疾病的重要原因的分析，古代医家早有记载，如汉代张仲景在《伤寒杂病论》中就谈到了食物中毒的问题。忽思慧对饮食卫生非常重视，提出应注重防止因饮食不洁而伤害身体的健康。据考证，是他在中医文献中首次引入“食物中毒”一词。

在普通人的心目中，似乎只有珍禽异兽、山珍海味才具有营养价值，而忽思慧则认为一般的日常食品，尤其是蒙古族的常用食品如羊肉、牛羊奶类、五谷、蔬菜、瓜果等，都是补养人体的“聚珍异馔”。他的这一见解今天看来仍然是很科学的。

此外，《饮膳正要》中还记载有阿刺吉酒，这是用好酒蒸熬后取露制成。经有关专家研究后证实，此酒就是人们今天所饮用的烧酒。忽思慧在中国古代食疗学领域取得了很大的成就，人们将会永远记住这位营养学家的名字。

二十九　寺院中的女科

佛教寺院本是参禅礼佛的地方，但有时也有济世疗疾的功能，有的寺院还设有女科，如南京风井寺、陕西扶风法门寺、浙江萧山竹林寺。其中浙江萧山竹林寺女科最为典型。

浙江萧山竹林寺，位于浙江省杭州市萧山区城厢镇惠济桥北堍，建于南齐年间（479～502 年）。至后晋天福八年（943 年），寺僧高昙“得异授而兴医业”，始有女科。寺院因业医获利而扩建，改寺名为“资国看经院”。至北宋太平兴国七年（982 年），朝廷赐名为“惠通院”，当时寺僧皆以妇科医相传，并著称于世。南宋绍定六年（1233 年），谢皇后久病不愈，特邀请竹林寺和尚净暹诊治，据说投以秘方，皇后病痛霍然而愈。为此，朝廷封净暹为“医王”，并赐寺名为“惠济”，赐匾两块：一曰“晓庵”，一曰“药室”。寺史上，称净暹为“五世医王”，由此上溯四世、下续五世，共称“十世医王”。竹林寺女科，代代相传，直至民国初年，历时近千年，医名传遐迩。

然而，竹林寺也曾历尽沧桑，几度盛衰。据史料记载，明代兵火侵扰，群僧四散，寺院女科由盛变衰。至清初第三十七世绍钟（即空）禅师，聪颖好学，能诗善文，尤精妇科，积所得诊金，重修寺院，医僧复集，声誉复振。清嘉庆后期，该寺妇科医僧后继乏人，又一度中落。至道光年间（1821～1850年），第九十二世莲尘师徒，行医济世，卓有声望，竹林寺女科又由衰转盛，清人作诗云："门前车马喧，声声疗苦难"，就是描绘当时竹林寺门庭若市，病人拥挤的情景。

寺院设有诊堂、药室，治疗女科疾病确有良效。其良方只秘传而不外泄，直至清初才流传民间。此后，以竹林寺僧的名义刊行的女科秘方书不断出现，版本众多，流行全国，据不完全统计，现在的竹林寺女科医籍有130种之多，最常见的有1卷本《竹林寺女科秘书》、3卷本《宁坤秘笈》、20卷本《竹林寺三禅师女科三种》等，内容均为妇产科方论，其剂大多实用有效。

佛教僧侣治疗女科疾患，可以追溯到晋朝。当时有位名叫于法开的和尚，在云游途中遇到一位妇人正难产，他马上给予治疗，先令病人进服羊肉羹，然后施以针刺。不一会儿，产妇平安地分娩了。

寺院中的女科，是在一定的历史时期产生的，由多种因素促成。这些因素大致有：第一，大乘佛教要求僧侣学习"五明"（即声明、工巧明、医方明、因明、内明），包括佛学、音韵、逻辑、医药、建筑、雕塑、绘画等，以便弘佛，"普度众生"。因而，有相当一部分僧侣懂得医药。第二，僧医诊病，采用传统中医的诊察方法，雅而不“粗”，易为女病人接受。第三，僧医在处方时，不仅注意有效，而且还考虑药物价廉和采集方便，以便减轻病人的经济负担，有时寺院还“施舍药物”以赈济贫病。第四，僧医利用病人对宗教的虔诚而能吐露真情的心理，获得可靠的病情资料，并进行精神开导，使病人精神上有所寄托，可以起到心理治疗的作用。

当然，寺院开设女科，主观上是推行佛教“普度众生”的教义，但是，客观上则对妇女的医疗保健作出了有益的贡献。

三十　中国第五大发明——人痘接种术

中国是一个伟大的文明古国，造纸、印刷、火药、指南针被誉为古代中国对世界作出杰出贡献的“四大发明”。在预防医学方面，中国古代发明的预防天花的“人痘接种术”，其作用与影响并不亚于“四大发明”，故可称之为中国的第五大发明。

在世界疾病史上，天花是波及面极广、危害严重、流行时间较长的烈性传染病。

我国本来没有天花，大约2世纪时由国外传入，当时称“虏疮”。晋代医家葛洪在《肘后备急方》中最早描述了天花病，说：“发疮头面及身，须臾周匝，状如火疮，皆戴白浆，随决随生”，而且“剧者多死”，幸存者将在皮肤上留下许多瘢痕。自天花在我国流行之后，古代医家创造了一些治疗方法，在预防天花方面也作了一些探索。

传说唐宋时期我国就发明了人痘接种术。1884年刊行的《牛痘新书》说：“自唐开元间，江南赵氏始传鼻苗种痘之法。”1713年，朱纯嘏《痘疹定论》一书记载，宋真宗时，峨眉山神医曾为丞相王旦之子接种人痘，预防天花。比较可信的史料是1727年俞茂鲲《痘科金镜赋集解》记载的：“又闻种痘法起于明朝隆庆年间（1567～1572年），宁国府太平县（今属安徽），姓氏失考，得之异人丹家之传。由此蔓延天下，至今种花者，宁国人居多。”1742年张琰著的《种痘新书》中也有相近的说法。因此，我国的人痘接种术最迟在16世纪中叶就已发明了。

任何新方法新技术都要经历一个逐渐完善而后被认可、推广的过程，人痘接种术也经过这样一个阶段。因它的改进、推广都是在民间、医学家之间自发进行，而且还受到当时社会诸如奇法妙术秘而不传之类的世俗观念等因素的影响，这样一项造福人类的医学发明并没有迅速地得到推广应用。直至清代康熙皇帝提倡，并于1681年列入政府的计划，人痘接种术才得以推广。

人痘接种术开始只在少数专家中开展，后来逐渐地为儿科医生所掌握。由于它预防天花的效果比较好，于是受到当时统治者的重视。1681年，清代康熙皇帝鉴于“国初人多畏出痘”，于是召江西种痘医生朱纯嘏入内廷种痘。朱氏种痘，卓有成效，被授予御医。朱纯嘏先为皇室子孙和宫廷官员子孙种痘，“诸子女及尔等子女，皆以种痘得无恙”，而后奉命赴“边外四十九旗，及喀尔喀诸藩”种痘，“凡所种皆得善愈”。康熙《庭训格言》记其事，还回忆“初种痘时，年老人尚以为怪，朕坚意为之，遂全此千万人之生者”。的确，在推广应用人痘接种术预防天花这一点上，康熙有不可磨灭的贡献。1742年清政府正式颁布的《医宗金鉴》也详细记载了人痘接种术。

医家在人痘接种的实践中，不断对痘苗的选择和接种方法作了改进，以便提高接种人痘的安全性和有效率。比《医宗金鉴》成书要早的《张氏医通》（1695年）就介绍了当时主要的接种人痘的方法：痘衣法和鼻苗法（包括浆苗法、旱苗法与水苗法）。后来，到了《医宗金鉴》时记述更为详尽。在人痘接种术应用、传播过程中，它的技术也不断得到改进，如痘衣法改为痘浆法，旱苗法改为水苗法。因为痘衣法是把正在出天花患者穿的贴身内衣给未出过天花的人穿两三天，使后者发生反应而产生对天花的免疫力。后来发现，这种方法有时不可靠，难以产生免疫力，致使有的接种对象因感染太重而死亡。而痘浆法则是用棉药团蘸天花患者的痘内浆液，塞入未出天花者的鼻腔内，这种方法一般不会出现没有免疫反应的情况，但也难免染上重型天花。痘浆法是鼻苗法中最初采用的一种，为了防止出现染上重型天花的危险，在痘浆法的基础上又加以改进，先后提出旱苗法、水苗法。旱苗法是将天花病人痊愈期的痘痂研细，吹入接种对象的鼻腔内；水苗法则是将上述研细的痘痂用净水调湿，用棉花团蘸后塞入鼻腔内。

除了接种方法之外，医家还对痘苗的优劣进行筛选，并发现了一些规律，掌握了改时苗为熟苗的技术。清代朱奕梁《种痘心法》在总结这一改进时指出："其苗传种愈久，则药力之提拔愈清，人工之选炼愈熟，火毒汰尽，精气独存，所以万全而无患也。若时苗能连种七次，精加选炼，即为熟苗。”这种“熟苗”，毒力缓和，更有安全性。可见，人痘接种术之选种育苗与现代疫苗的科学原理是完全相同的。因此，接种人痘预防天花是相当可靠的。如清代张琰《种痘新书》曾统计说：“经余种者不下八九千人，屈指计之，所莫救者不过二三十耳。”其成功率高过99%，可见当时该术已经达到很高的水平。由于预防天花的效果较好，所以经过改进的人痘接种术逐渐在各地流传开来。《张氏医通》就说，近来种痘“遍行南北”。《痘科金镜赋集解》也说：“近来种花（种痘）一道，无论乡村、城市，各处盛行。”可见在我国17世纪末以后，人痘接种术已经得到推广和普及。甚至在民间也有劝人种痘的宣传。如清代道光年间江南云峰居士的《力劝普种痘花法》的揭帖，说：“近日京师，王公大人家，常用种痘之法，曰：少痘殇之惨，何庶民之家反疑畏而不种痘乎……况湖北兴国大冶等处种痘之法，效行日久，想不乏良医……是以力劝普种”，对于普及种痘术也有一定的作用。正因为人痘接种术的普及应用，天花在中国并没有造成像欧洲那样“半数以上人的脸上布满痘疮”和“墓园中挤满死尸”的惨状。

人痘接种术的发明及其成功应用，很快受到国外人士的重视，并以各种途径在世界上广泛传播。1688年，俄国就派人到中国学痘医；后来经过土俄战争和丝绸之路，中国的人痘接种术传到土耳其；

英国驻土耳其公使夫人蒙塔古（M. L. Montogue，1692～1762年）在土耳其学会人痘术，于1718年带回英国并加以传播，此后盛行欧洲。大约18世纪20年代，人痘接种术开始在美洲传播。1744年，杭州痘科医生李仁山抵达长崎，首次把人痘接种术传授给日本医生。1752年，详细记录人痘接种术的《医宗金鉴》传入日本，此术在日本得以广泛传播。1763年前后，人痘术传入朝鲜。这一时期，人痘术还传至亚洲其他国家和地区。

我国的人痘接种术传入欧洲，不仅对欧洲人民预防天花作出贡献，而且还对后来英国人痘医生琴纳（E. Jenner，1746～1823年）发明牛痘接种术产生一定的启发作用。据德国医史学者文兹茂所撰《医学五千年》载，琴纳在1796年发明牛痘接种术之前，曾是采用人痘接种术的人痘医生，他常用中国的人痘接种术来预防天花。在这基础上，他创造性地采用牛痘为一男孩接种，并获得成功。很显然，牛痘是受人痘的启发而发明的。1805年，琴纳的牛痘接种法传入我国，才逐渐代替了有数百年历史的人痘接种传统。

人痘接种术不仅是牛痘发明前预防天花的有效方法，而且更为重要的是，它也成为人工免疫法的先驱。18世纪法国启蒙思想家、哲学家伏尔泰（Voltaire，1694～1778年）曾对我国人痘接种术大加赞扬，他说：“我听说一百多年来，中国人一直就有这种习惯，这是被认为全世界最聪明最礼貌的一个民族的伟大先例和榜样。”1979 年 10 月 26 日，世界卫生组织在肯尼亚首都内罗毕宣布全球消灭天花，这是人类医学史上最为光辉的一页。这一胜利要归功于英国琴纳发明的牛痘接种术，更要归功于中国发明和传播的人痘接种术。

三十一　药学之父李时珍

在中国医学史上，张仲景堪称“医圣”，而李时珍则可誉为“药学之父”。

李时珍一生的成就是多方面的，涉及药物学、医学、生物学及其他自然科学领域，其中药物学方面的建树尤为突出，并集中体现在《本草纲目》一书中。鲁迅在《经验》一文中高度评价李时珍《本草纲目》“含有丰富的宝藏”，“实在是极可宝贵的”。英国著名中国科学技术史学家李约瑟博士（Needham，J.）称赞李时珍为“药学界之王子”。

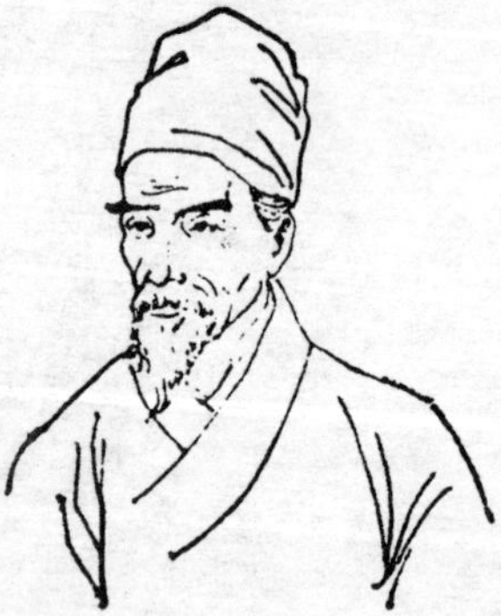

李时珍

李时珍，字东璧，号濒湖山人，明代正德十三年（1518年）出生于蕲州（今湖北省蕲春县）瓦硝坝的一个世医家庭。祖父是一个走方郎中。父亲李言闻（字子郁，号月池），是当地的名医，不仅医术精湛，而且撰有医药著作，如《四诊发明》、《人参传》、《艾叶传》、《痘疹证治》、《四言举要》等。

李时珍的世医家庭环境，对他后来的人生道路有较大的影响。由于当时医生的社会地位很低，父亲期望他通过科举考试迈入仕途。因此，他从5岁开始，研习儒家经典，《四书》、《五经》无所不读。13岁时，他参加科举考试，考中秀才，但后来3次赴武昌考试，屡次落第。仕途的挫折，使他改变了父亲要他入“仕”的志愿，决心继承父业，做一名为病人解除痛苦的良医。他曾写了一首诗，表明他的学医决心：“身如逆流船，心如铁石坚。望父全心志，至死不怕难。”这时，李时珍24岁。白天，他随父亲到“玄妙观”出门诊；晚上，在油灯下苦读中医经典著作，如《黄帝内经》、《神农本草经》、《伤寒论》、《脉经》等。他一边实践，一边研究，医术进步很快。之后，相继治愈蕲州富顺王、武昌楚王王子的病，名声由此大振。大约27岁时，他被推荐到京城太医院任职。

李时珍在行医实践中认识到，作为医生，仅仅懂得医理，正确诊断，开出处方是不够的，同时有必要懂得药理。他披阅了前代《神农本草经》、《本草经集注》、《新修本草》、《本草图经》、《证类本草》等重要本草学著作，发现存在着许多错误和混乱的内容，深感“本草一书，关系重大”，如果把药物的形态和性能搞错了，即使诊断、处方无误，也治不好病，甚至还会闹出人命来。因此，他5次上书朝廷，建议由政府组织力量重新编一部全面系统的、内容丰富正确的本草书，但均未得到支持。到太医院任职，也并不尽如人意，于是他决心返回乡里，着手编写本草书。在太医院任职不到1年时间，他的收获是有机会浏览到一些在民间难得的珍本医药书，收集到大量宝贵的资料，对他编撰本草书大有好处。

为了编写新的本草书，李时珍“读书十年，不出户庭”，博览群书，不仅仅局限在各种本草书内，还涉猎了“子史经传、声韵、农圃、医卜、星相、乐府诸家”共800多种，凡是有助于本草书的编撰，皆随手摘录，并一一注明出处。因此，后来写成的《本草纲目》辑录和保存了大量古代文献资料，其中原书已佚的那些资料由于《本草纲目》的摘录而得以保存流传下来。

李时珍选取影响最大的宋代唐慎微的《经史证类备急本草》作为新本草书的蓝本，参合历代本草名著，发现过去本草名家说法不一，甚至互相矛盾，尤其是唐宋官修本草书，对某些药物只是互相转抄，“纸上猜度”，缺少实地考察。因此，他进一步意识到博览群书很重要但并不完全，尚有许多知识须直接取之于实践，于是，他决心“行万里路”，“遍访四方”。他常常头戴斗笠，脚穿草鞋，身背药篓，带领学生和儿子，跋山涉水，足迹遍及河南、河北、江苏、安徽、江西、湖北等广大地区，以及牛首山、摄山、茅山、太和山等名山，观察采集药物标本，虚心向农民、渔民、猎人、樵夫、药农、果农、老圃、工匠等请教，广泛收集民间治病的经验。

李时珍听说北方有一种植物药叫曼陀罗花，食后可使人手舞足蹈，甚至麻醉。为了寻找曼陀罗花，他离开家乡，千里迢迢来到北方。找到这种花后，细致观察它的形态，并亲自尝试，得出“割疮灸火，宜先服此，则不觉（痛）苦也”的结论。现代药理实验证明，曼陀罗花含有东莨菪碱，对中枢神经有兴奋大脑和延髓的作用，对末梢神经有对抗或麻醉副交感神经的作用。

据本草记载，李时珍家乡蕲州出产一种名叫“白花蛇”的药材，这是一种能治疗风痹、惊搐等多种疾病的毒蛇。李时珍为了弄清这种蛇的外形和功效，到集市上卖蛇的地方去观察，有人告诉他蛇商所卖的蛇不是蕲蛇，而是从江南山里捕来的，真正的白花蛇只有九峰山能见到。他在当地捕蛇人的帮助下，亲临九峰山，观察捕捉白花蛇的过程，解剖毒蛇，并了解它的生活习性及捕捉、炮制的方法。这段经历为后来编写《白花蛇传》提供了宝贵资料。后来，李时珍以白花蛇为原料，酿制成“白花蛇酒”，专治中风半身不遂。现代实验表明，白花蛇的提取物具有镇静、镇痛、扩张血管和降压的作用。

李时珍非常重视民间的点滴医疗经验，注意收集民间单验秘方。有一次，他路过一家驿站，看见一群车夫正在采集一种名叫“旋花”的红色草花，便问：“这花有什么用？”车夫回答：“我们长年在外奔波，没有一个不伤筋骨的。我们有个秘方：用旋花根煎汤，睡前服药，可治筋骨伤。”李时珍马上记下这个秘方，并写入《本草纲目》。

李时珍在治学上，坚持实事求是，勇于探索，坚持真理，坚持科学。当时，皇帝朱厚熜不理朝政，一心想成仙，在宫中设立坛醮和炼丹场所，社会上相信方士、炼丹、服丹之风也很时行。作为一名医生，李时珍怀着强烈的社会责任感，直言不讳地指出："方士的话不符合医学道理，服食丹药是愚昧的自杀之路。"另外，有一种专供皇帝服用、被方士称为"仙果"的植物，经李时珍的亲身采摘、尝试，这种所谓的"仙果"不过是有生津止渴作用的普通榔梅，并不像方士所说的那样"玄乎"。

李时珍35岁时开始撰写《本草纲目》，直到61岁时（1578年）才完成书稿。李时珍治学态度非常严谨，在撰写书稿过程中，他先后作了3次大的修改，使这部本草巨著更充实、更完备。

《本草纲目》共52卷，190多万字。该书汇集前代《神农本草经》、《本草经集注》、《本草拾遗》、《开宝本草》、《本草图经》、《嘉祐本草》等本草书所载药物1518种，又新增374种，共载药物数达1892种，成为我国古代药物史上记载药物最多的一部。

《本草纲目》具有多学科的重大学术价值，它全面而系统地总结了我国明代中期以前的药物学的巨大成就，把我国医药科学水平提到了一个崭新的高度。

《本草纲目》提出了当时最先进的分类法。在这之前，中国本草学分类有两种：一种是《神农本草经》的上、中、下三品分类法；另一种是《本草经集注》

的按药物基原的自然性质来分类，这种分类法从南北朝陶弘景开始，后世多采用之。但采用后一种分类法的本草书，仍在每一类自然药物中再分上、中、下品。总之，传统的三品分类法仍在使用。《本草纲目》的分类法是划时代的，他一改传统三品分类法，完全按自然属性分类。他把矿物药分为水、火、土、金石部；植物药分为草、谷、菜、果、木部；动物药分为虫、鳞、介、禽、兽、人及器服部，共16部。每部分若干类，计60类。类下又分若干种。全书以部为纲，以类为目；每药又以正名为纲，余名为目；同属一种药物基原的基原本体为纲，附属于基原的其他部位，则称为目。如此“纲目分明”，“物以类从，目随纲举”，使大量的资料有条不紊地得到合理编排。在整体编排上，先矿物，后植物、动物，在每一部中，也大致是先简单，后复杂，反映了自然界由无机到有机、由低级到高级的发展过程。仅就生物学而言，该书已具有进化论思想的萌芽。《本草纲目》采用的对植物进行分类的纲目分类法，已具有与现代科学双名法相同的性质，比西方植物分类学的创始人、瑞典博物学家林奈的分类法要早一个半世纪。

《本草纲目》的编排体例是我国古代药物学著作中最完备的一种格式。这种格式包括释名（解释药物名称的来源和依据）、集解（说明产地、形态和采集方法等）、辨疑（对似是而非的论点进行辨释）、正误（纠正错误的说法）、修治（阐述炮制方法）、气味（说明药性）、主治（介绍药物功用）、发明（主要是李时珍的个人用药心得）、附方等项目。这种编排方法，一方面可驾驭大量的资料，另一方面可方便读者检阅、应用。

《本草纲目》的特点之一是注重实用。在该书序录部分，专列“百病主治”节，把常见病分为177类，分列各类病的治疗方法及相当数量的药物，方便临床医生的选用。在该书各部每种药物后面都附有药方，共计11096方，其中8161方是李时珍搜集的民间验方。这种以病带药、以药带方的编排，的确大大方便了读者，有极其重要的临床价值。

《本草纲目》不仅是一部药物学巨著，而且是包括植物学、动物学、矿物学、天文学、气象学、地学以及物候学等内容的博物学著作。它对我国和世界医学及多学科的发展都有重大影响。

此外，李时珍尚著有《濒湖脉学》、《奇经八脉考》、《脉诀考证》、《五脏图论》、《三焦客难》、《命门考》等，对脉学、诊断学、针灸学和中医理论都作了深入的研究。还撰有《唐律》、《莳时管诗》等文史书籍，说明李时珍多才多能。

《本草纲目》于1596年首次在南京出版，世称“金陵版”，传世极少，弥足珍贵。7年之后，又在江西再版，流传较广。自此之后，这部不朽著作屡经翻刻，版本达60多种。李时珍《本草纲目》的问世，对后世医学发展产生了广泛而深刻的影响。

在《本草纲目》的影响下，后世陆续出现如清代汪昂的《本草备要》、赵学敏的《本草纲目拾遗》、卢之颐的《本草乘雅半偈》、刘若金的《本草述》，以及近现代编撰的《中药大辞典》等本草专著。还有不少根据《本草纲目》而编成的节要本、摘编本、检索工具书等。直至现在，关于中药科研、新药开发的文献依据仍离不开《本草纲目》。

《本草纲目》对国外的影响，不仅在亚洲而且在欧洲也是明显的。《本草纲目》问世不久，即在 1607 年就传入日本。其后该书的各种主要版本相继传入，其中江西本被江户幕府德川家康所获，世称“御手泽本”；金陵本被明治天皇收藏，成为“内阁文库藏本”。随之而来的是在日本兴起学习、讲授、研究和翻译《本草纲目》的热潮。日本学者依据《本草纲目》编成的著作，仅 1612～1856 年期间，约有 30 种，如《大和本草》、《本草纲目启蒙》、《本草图谱》等。《本草纲目》也流传到越南、朝鲜，并对这些国家的医药学产生影响。如越南曾出现过该书的摘录本，朝鲜医学名著《济众新编》、《乡药集成方》、《东医宝鉴》都引用了《本草纲目》的内容。

《本草纲目》的一些版本也传入西欧，在大英博物馆、法国巴黎国民图书馆和自然史博物馆、德国柏林旧普鲁士国立图书馆皆有收藏。并出现不同文字的译本，如 1735 年成书的《中华帝国全志》便节录《本草纲目》，这部分后来被译成英文、德文；19 世纪初有拉丁文的节译本。《本草纲目》的科学成果颇受西欧科学界的瞩目。如著名的英国生物进化论倡导者达尔文把《本草纲目》称为“中国百科全书”，在他的著作中曾多次直接或间接引用该书关于鸡、金鱼等动物在家养下的变异及人工选择的材料。

明万历二十一年（1593 年），李时珍耗尽心血，与世长辞。其家人根据他的遗愿，薄葬于瓦硝坝故居不远的雨湖南岸。李时珍的不朽著作，是人类的宝贵财富；他的伟大业绩，永远受人敬仰。《明史》、《白茅堂集》都撰有他的传记。清光绪年间在李时珍墓地立碑纪念。中华人民共和国成立后，他的墓地又被再次整修。当地县政府在他当年的诊所旧址建立了“李时珍纪念馆”。1956 年郭沫若专门为纪念馆题词：“医中之圣，集中国药学之大成，《本草纲目》乃 1892 种药物说明，广罗博采，曾费 30 年之殚精。造福生民，使多少人延年活命，伟哉夫子，将随民族生命永生。李时珍乃十六世纪中国伟大医学家，在植物学研究方面，亦为世界前驱。”

三十二　承前启后的《针灸大成》

作为中国传统医学重要组成部分的针灸疗法，近些年来正被全世界日益众多的患者所接受，人们逐渐发现针灸疗法具有其他疗法所不具备的优点。谈到针灸疗法今天的规模和成就，人们不会忘记我们先人所作的贡献。明代针灸学家杨继洲就是其中杰出的一位。

杨继洲大约生活在1522～1620年，也就是历史上所说的明嘉靖至万历年间，他是三衢（今浙江衢州）人，名济时。杨继洲出生于世医家庭，其祖父曾被任命为皇家太医，参加过医书《集验医方》的编修工作，这对幼年的杨继洲也曾有过一定的影响。按照当时人们的观念，科举入仕似乎是一条天经地义的正途，继洲自然也不例外，在家人的安排下，幼年的他即开始了艰辛的科举之路。他自幼聪慧，可偏偏与科举无缘，屡屡失意，最终还是转承家业，改行业医。世医家庭环境的熏陶，使继洲如鱼得水，医术大进，声名鹊起，成了远近闻名的名医。嘉靖年间应诏入宫任侍医，隆庆二年（1568年）任职于圣济殿太医院，就任医官直到万历年间。他博览群书，晓各家之说，精通医理，尤其是擅长针灸疗法。在古代医家中，杨继洲称得上是长寿高龄者，他活了 90 多岁，在数十年的行医生涯中，积累了丰富的临床经验。在此基础上，他博采针灸文献，结合家传《卫生针灸玄机秘要》一书，编写成了《针灸大成》。

针灸疗法起源于中国，经过漫长的历史发展，到隋唐时期有了新的进步。如当时的著名医家甄权、孙思邈等对针灸都很有研究，唐政府在 627 ~ 649 年间，还曾组织甄权等学者进行了校定针灸图书的工作。孙思邈在其《备急千金要方》和《千金翼方》中广泛搜集了前代各家的针灸治病经验，还绘制了《明堂三人图》，成了现知历史上最早的彩色经络腧穴图，遗憾的是该图早已亡佚丢失。前面已经谈到，宋代的针灸学也有很大的发展。在北宋政府的支持下，王惟一考订了当时所知的 354 个腧穴位置和所属经脉，增补了腧穴的主治病证，于 1026 年撰成《铜人腧穴针灸图经》，并由政府刊印颁行，还将书中内容刻在石碑上，方便百姓抄录。另外，为了教学和考试的需要，还专门设计制作了两具针灸铜人。这些都促进了经络腧穴理论知识的统一。

针灸学术在明代发展到高潮，出现了 3 位全国最著名的针灸学家，这就是明代初期的陈会、中期的凌云、后期的杨继洲。人类医学的发展也就是医学家们在前人理论和经验基础上的总结和创新的过程，杨继洲正是这样一位既善于继承又勇于创新的针灸学家。

关于杨氏的超人针术，古代文献中有不少记载。明嘉靖三十四年（1555年），继洲到福建省建宁府，正遇上有位滕姓友人的母亲患病，老人手臂不能举，背部恶寒，喜重衣取暖，请了不少医生都认为患的是虚寒证，可就是屡治不效。继洲给老妇人诊过脉后，诊断此疾是痰留经络，决定以针灸疗疾，取肺俞、曲池、手三里等穴，针后病人全身顿觉轻松，能举起手臂，恶寒的症状也消除了，众人均赞叹不已。一次有位叫夏中贵的患者因瘫痪而走不了路，来请继洲用针疗疾，继洲仅选用环跳一个穴位用针，针后病人便能行走。杨继洲正是用他这神奇的针术为不少患者解除了疾苦。

据有关资料记载，杨继洲的《针灸大成》是在当时山西巡按御史赵文炳的主持下，于明万历年间由晋阳靳贤整理，万历八年（1580年）由黄镇庵资助刊刻的。该书是根据杨氏家传的《卫生针灸玄机秘要》一书，收集了历代针灸学家的心得，又加上杨氏自己的治疗经验写成的。由于该书收集材料丰富，又很切合实用，所以很受医生们的欢迎。全书共分10卷。卷1讲的是针灸的历史源流发展，介绍了不少历代的针灸典籍，为有志学习针灸的人提供了参考资料。卷2总结各个朝代针灸名家们的临床经验，为了方便学习针灸者记忆，卷2的许多内容杨氏都以歌诀的形式写出，如《标幽赋》、《金针赋》、《通玄指要赋》等篇章；他还对古典医籍中有关针灸的原文增加了必要的注释，并给出出处。卷3专门记述各种与针灸有关的歌诀，这些内容也是根据历代针灸学家们的临证经验编写的，其中也有杨氏家传的心得和经验，如《胜王歌》等。针刺手法是针灸临床中非常重要的内容，明代的针刺手法较前代有了很大的发展，在单式手法的基础上形成了20多种复式手法。卷4收集了历代针灸学家的补泻手法，还讨论了禁针、禁灸等方面的内容。卷5讲的是一些特殊穴位及手法，如井荥、井合、子午流注及八法等。卷6、卷7介绍了一些古代有关内脏的解剖知识，还记载了十四经穴位、治疗病证和针刺方法等。卷8介绍临床常用穴位。卷9内容为治疗方法、针刺无效处理、灸后护理调摄等。卷10介绍小儿按摩疗法。人类医学的进步是历代医学家们辛勤耕耘的结果，《针灸大成》在我国针灸发展史上有着承先启后的作用，问世以后成为后世针灸医家们临床必备的参考书，现已有德国、法国、日本等多种文字译本，受到了世界许多国家医学界的重视。

三十三　富有创见的传染病学说——“戾气”学说

关于传染病，早在2000多年前中医经典著作《黄帝内经》中就有论述，如《黄帝内经·素问·刺法论》说：“五疫之至，皆相染易，无问大小，病状相似。”隋代巢元方《诸病源候论》卷10也载“人感乖戾之气而生病”，“病气转相染易，乃至灭门，延及外人”。汉代张仲景撰《伤寒卒病论》，创立“伤寒”学说，把传染病包括在“卒病”（急性病）之内，运用六经辨证来诊治。后世多数医家尊崇汉代张仲景的伤寒学说来解释、诊治传染病，很少有突破。元末明初医家王履提出：“时行……温疫（传染病）等，决不可以伤寒六经病诸方通治”，明确把传染病与一般的季节性流行病区别开来。清代叶天士、薛雪、吴瑭、王孟英等医家在此基础上进一步发展，提出较为系统的传染病学说——温病学说，创立卫气营血辨证、三焦辨证。但这一学说并不追求传染病病原体的研究，而是重新步入传统理论的窠臼。在明清时期，只有著名医学家吴又可独树一帜，提出传染病病原体假说——“戾气”

学说，在传染病病因病理等方面提出了全新的观点，可谓独具慧眼，勇于创新者。

吴又可，名有性，约生活于16世纪80年代至17世纪60年代，江苏吴县人。吴氏生活的年代，由于封建统治的昏暗，人民生活极度贫困，瘟疫连年猖獗流行。据《明史》记载，从永乐六年（1408年）至崇祯十六年（1643年），发生大瘟疫达19次之多，其中1641年流行的一次瘟疫，波及河北、山东、江苏、浙江等多个省份。目睹惨状，吴氏十分悲愤，尖锐地指出患者“不死于病，乃死于医；不死于医，乃死于圣经之遗亡”。死亡的原因是当时医生只知用伤寒治法来治疗疫病。为此，吴又可致力于传染病研究，悉心观察，及时总结经验，于1642年著成《温疫论》2卷，创立了新的传染病学说——“戾气”学说。

首先，他提出传染病是由“戾气”引起的。《温疫论·伤寒例正误》指出：“夫疫者，感天地之戾气也。戾气者，非寒、非暑、非暖、非凉，亦非四时交错之气，乃天地间别有一种戾气。”他也把“戾气”称为杂气、异气、疠气或疫气。这就突破了前人关于时气、伏气、瘴气以及百病皆生于六气的传染病病因论点。

其二，“戾气”是通过口鼻侵犯体内。经典的传染病学说——伤寒学说认为，病因是寒邪，寒邪侵犯人体是由皮毛→腠理→半表半里→里（脾胃……）而发展的，至今仍为医家所遵从。后起而与伤寒学说对峙的另一种传染病学说——温病学说则认为，病因是温邪，温邪侵犯人体是由口鼻→上焦（心肺）→中焦

（脾胃）→下焦（肝肾）而发展的，这一学说至清代方形成体系。吴又可先于清代温病学家提出“邪从口鼻而入”，且病因是“戾气”。还指出人体感染“戾气”的方式有两种：一种是“天受”，即通过自然界空气传染；另一种是“传染”，即通过与患者接触传播。不过，只要是同一种“戾气”，不论是“天受”还是“传染”，所引起的传染病则是一样的。

其三，吴氏认为“戾气”具有特异性。人类和动物的传染病是由不同的“戾气”引起的。他说，有些“戾气”只使动物发病，如牛瘟、羊瘟、鸡瘟、鸭瘟等，而人却不会得病；而且他发现有“牛病而羊不病，鸡病而鸭不病，人病而禽兽不病”的现象。如果没有细致的观察、认真的鉴别，很难想象能得出“其所伤不同，因其气各异”这样正确的结论来。此外，他认识到“戾气”的种类不同，所引起的疾病也不同，侵犯的脏器部位也不一样，如“为病种种，是知气之不一也”，还明确说“有某气专入某脏腑经络，专发为某病”。这些精辟的见解，与现代传染病学的认识完全一致。

其四，认识到“戾气”致病的相关因素和流行特点。在《温疫论·病原》中，吴氏指出人体感受“戾气”之后是否致病，则取决于“戾气”的量、毒力与人体的抵抗力。如果“戾气”量大、毒力强、人体抵抗力低，就容易发病。相反则不易致病。“戾气”引起的传染病，可表现为大范围流行和小区域散在发病，并有地区性和时间性的致病特点，如“或发于城市，或发于村落，他处安然无有”，“在四时有盛衰”等。

其五，“戾气”是物质性的，可采用药物制服。吴又可说，虽然“戾气”“无形可求，无象可见”，“无声复无臭”，难以“得闻得睹”，但是它确实是客观存在的物质，他肯定地说：“气即是物，物即是气；物者气之化也，气者物之变也。只是我们肉眼尚不能看见罢了。”他的传染病学说已经把“戾气”作为病原体而描述得非常具体，只是由于观察病原体的工具——显微镜尚未发明，因而仅差一步之遥而未能真正揭示病原体的真相，但他在对病原体的形容和认识理论上已经达到相当高的水平，这的确是难能可贵的。“戾气”既然是一种物质，就完全可以用药物来制服，正所谓“夫物之可以制气者，药物也”。他因此创制了达原饮等名方。

其六，首次把痘疹、疔疮等外科化脓性感染的病因归之“戾气”，使之与近现代细菌等病原体的认识更趋接近。如说：疔疮、发背（背部化脓性感染）、痈疽、流注（深部化脓性感染）、流火、丹毒与天花、水痘、麻疹之类，以前医家认为是心火所致，其实不是“火”，而是“杂气所为”。在吴又可之前的医家解释化脓时，几乎都认为是气血郁滞化火腐败所致，大多注重全身经络气血不和，很少有人观察并注意到局部病原体的存在。所以，吴又可的这一见解，也是一项划时代的进步。

吴又可在传染病原、传染途径、特异性等方面，提出了许多富有创新意义的卓越见解，他的“戾气”学说可以说是中国传染病学史上的一个里程碑。但是这一里程碑之后，并没有一位医家继续沿着他的思路，深入下去，发展成为现代传染病、病原微生物学科。现代学者认为原因很多，而主要原因有两个：一是吴又可之后的医家没有能够突破传统理论的思维框架——论宏观而忽视微观，不深究病原体；二是同时期欧洲发明的显微镜没有及时传入，使医家失去借以观察微观世界的必不可缺的工具。这一论题，至今仍是学者们讨论的热点。

三十四　古代的药理实验

药理实验方法常常被人们认为是近代欧洲医学所创，其实不然。据医史学者考证，至迟在8世纪，我国传统中医药中就已有药理实验的史料记载。

唐代孟诜、陈藏器等医家曾对稻米作过临床和药理实验研究。孟诜著《食疗本草》（约701～704年）认为，精白米性凉，“发风动气，使人多睡，不可多食”。陈藏器撰《本草拾遗》（739年）则进一步观察了一般人、孕妇及猫、狗、马等动物久食精白米后的病理反应：人久食后，会筋弛身软；猫、狗久食后，“脚屈不能行”；马久食后，蹄足沉重无力；孕妇久食精白米后，对胎儿发育不利。陈士良撰《食性本草》（约937～957年）亦指出，人久食精白米，会“发心悸”。由于久食精白米，长期缺乏维生素 B_1，可使人或动物患多发性神经炎，出现身软、脚屈不能行、足重等神经肌肉症状；损害心脏，将会导致心悸、发风动气（呼吸困难）等症状；孕妇患病，将会影响胎儿、新生儿的正常生长发育。可见，在当时，我国古代医家已经运用了临床与动物相结合、慢性的毒理实验的方法。而欧洲19世纪末才发现用精白米喂小鸡可致多发性神经炎损害，比我国迟了1000多年。

到宋代，我国医家发明了对比法的临床药理实验。如苏颂《本草图经》（1057年）记载，试验是否真是上党产的人参，有一方法：令俩人比赛步行，出发前让其中一个人口含人参，另外一人不含人参，大约走三五里路之后，没含人参的人必定“大喘”，而口含人参者“气息自如”，说明所含的“人参乃真也”。从这一实验的设计思路，我们不能不惊叹祖先的聪明才智！

宋代，我国医家还用动物病理模型进行药理实验。如寇宗奭在《本草衍义》（1116年）卷6“自然铜”条下记载：有人用自然铜喂翅膀骨折的大雁，经过一段时间，病雁痊愈，“后遂飞去”。通过建立自然铜治疗大雁骨折的动物模型，从而得出自然铜有接骨的功效。这一记载虽然很简单，但却闪耀着先哲实验科学思想的熠熠光辉。

明代著名的药学家李时珍在他编撰的巨著《本草纲目》（1578年）卷17“蔓陀罗花”条下，记录了别人和他本人尝食该花后的反应，“此花笑采酿酒饮，令人笑；舞采酿酒饮，令人舞”，李时珍尝试饮用曼陀罗花酒，至半醉，旁人引他笑则笑，引他舞则舞，“乃验也”。这是一则中枢神经系统中药的临床药理实验的例子，同时也反映了我国古代医家伟大的献身精神。

古人对药物进入人体的代谢过程也有描述。如宋代伟大的科学家沈括在其著作《梦溪笔谈》卷26“药议”中说：“人之饮食药饵，但自咽入肠胃，何尝能至五脏？凡人之肌骨五脏肠胃虽各有别，其入肠之物，英精之气味皆能洞达，但滓秽即入二肠。凡人饮食及服药既入肠，为真气所蒸，英精之气味以（及）金石之精者，如细研硫磺、朱砂、乳石之类，凡能飞走融结者，皆随真气洞达肌骨，犹如天地之气贯穿金石土木曾无留碍。自余顽石草木则但气味洞达耳。及其极尽则滓秽传入大肠，润湿渗入小肠，此皆败物，不复能变化，惟当退泄耳。凡所谓某物入肝，某物入肾之类，但气味到彼耳，凡质岂能至彼哉？”这段文字是关于药物代谢动力学的精彩描述。它论及了药物经口服进入胃肠，经过代谢，变化为英精（精华部分）、凡质(滓秽部分)。英精为药物发挥疗效的部分，能随真气到达脏腑、肌肉、骨髓；而凡质为药物的渣滓部分，从二便排出体外。

综上所述，我国古代药理实验方法虽然有时还比较粗糙，但它的创立和发展，对于发现和验证中药的功效、毒副作用等有着重要意义，其实验思想也给现代药理学研究中药药理以启迪作用。

三十五 “杀人场上学医道”

在中国医学史上，说起王清任的名字，恐怕不知道的人很少。王氏一生著述不多，留于后人的仅有一本《医林改错》，可这薄薄的一本小书却在历史上引起了轩然大波，学者们或褒或贬，莫衷一是，有人说王清任是“诚中国医界极大胆之革命论者”，也有人称其“《医林改错》，越改越错”。这本小册子为何有如此大的影响力呢？让我们还是先从中国古代的解剖学说起。

根据有关史料考证，中国的医家远在商周以前就已经积累了一定的解剖学知识，以后的《灵枢》中谈道：“若夫八尺之士，皮肉在此，外可度量切循而得之，其死可解剖而视之。”学者们认为《灵枢》是我国古代使用“解剖”一词最早的文献。汉代政府还让太医们对犯人的尸体作解剖，比如测量人体脏腑的部位、血管的长度等，因此掌握了不少人体内脏和血液循环方面的知识。当时解剖人体的目的是为了临床治疗的需要。史书记载，我国在宋代曾解剖过两次死刑犯人，在犯人临刑前进行。除了让太医解剖犯人以外，还让画工专门绘制出五脏图，非常详细地记载了人体的脏腑组织结构。另外，宋代还制造出人体解剖模型针灸铜人，这具铜人不仅体表的解剖部位和穴位关系比例协调，而且内脏部位、形状和相互关系也大体正确。宋代的解剖学在当时的世界上还是很先进的。但总的来说，由于中国是一个封建礼教观念很重的国家，在人们的心目中，解剖人体被视为大逆不道，这必然影响人体解剖的开展，在明清时期这种倾向表现得更为明显，所以说在相当一段时间内中国的解剖学实际上是停滞不前的，不少医生都以解剖人体为耻。王清任正是生活在这样一个时代里。

王清任，字勋臣，生活于清朝乾隆至道光年间，他是河北玉田人，做过清朝的武庠生。王氏学习医学起步较晚，20余岁才开始学医，以后就在北京城内行医，开设一家名叫“知医堂”的药铺，除了京城一带以外，他还在滦州（今河北唐山）、奉天（今沈阳）等地行过医。由于他对《黄帝内经》、《难经》、《伤寒论》等中医经典有较深的研究，又很善于总结临床经验，所以很受病人的欢迎，在京城等地颇有名气。王清任是一位很有革新思想的医学家，在理论学习和临床实践中，他发现前人一些有关人体解剖的记载都是不正确的，于是从年轻时起他就抱定了改正前人人体解剖所存在错误的决心，并在他42年的行医时间里，作了许多实地观察和记录。当时医生不仅没有条件作尸体解剖，甚至作些实地观察都是很困难的。为了克服这些困难，王清任想了许多办法。古代有义塚，义塚中埋葬的均是死后没有亲属家人认领的尸骨。由于坟墓无人照管，天长日久尸体往往会露出土外，清任就拿这些尸体作为解剖观察的对象。野外解剖观察尸体是一件非常艰苦的工作，冬天寒风凛冽，炎热的夏季尸体高度腐烂的气味更是让人难以忍受。他30岁那年，滦州暴发儿童流行性传染病，不少孩子因病夭折，王清任在滦州稻地镇有机会亲自观察疫死小儿尸体30余具，积累了不少儿童身体解剖方面的资料。中国古代进行人体解剖学方面的研究，主要以行刑的犯人作为尸体解剖的材料，为此他多次去刑场，观察刑后犯人尸体。在中国医家们很少做动物解剖实验，王清任却能破除这一常规，作了一些动物解剖，来验证所观察到的人体的生理解剖情况。清任的治学精神是严谨的，如为了弄清人体"膈膜"是怎么回事，他在实地观察研究的基础上，还亲自走访了曾镇守过哈密的领兵恒某，他的这种不耻下问的精神很为后人所称道。

在古代医家普遍轻视人体解剖的情况下，王清任却对人体解剖知识非常重视，他强调医生"业医诊病，当先明脏腑"，认为不了解人体解剖知识的医生就如同"盲人夜行"一样困难危险。今天恐怕人们已不再会怀疑人体解剖学在临床诊断疾病中的价值，可在古代中医中，此种见解还是很难能可贵的。经过了42年的风雨寒暑，王清任终于将所了解到的人体内脏解剖绘成了图形，连同其他有关论述，写成了《医林改错》一书。他在《医林改错》中的确有一些新的发现，如明确了人体主要动静脉的位置、形状和分布，包括左右颈动脉、锁骨下动脉、主动脉、肠系膜上下动脉、左右髂总动脉、左右肾动脉、下腔静脉等。当然，由于历史条件的限制，王清任的见解也有错误之处，如认为“卫总管”（动脉）含气、心无血等。

王清任在临床治疗中很重视和强调气血，他依据人体气有虚实，血有亏淤的理论，结合自己的临床经验，总结出了60种气虚证、50种血淤证。在治疗方面自创了许多补气、逐淤方。在补气方中，多重用黄芪，配以活血之药。许多治疗淤血的方剂至今人们仍在应用，如通窍活血汤、膈下逐淤汤、少腹逐淤汤等。王氏的创新精神还表现在其他方面，如他认为人的灵机记性不在心在脑，人体耳、目、鼻、舌等的功能都与脑有关；他还否定了前人所说的患天花是胎毒所致。历史是公允的，王清任的论述和临床实践不免有片面和谬误之处，但他仍称得上是我国医学史上一位具有独创精神的医家，这位被个别人称为“杀人场上学医道”的医学家的勇于探索的品格，将永远教诲后人。

三十六　中医手术大观

谈到手术，人们往往认为是现代医学的事，古人很少手术，中医更是与手术无缘。其实，这是人们的一种误解，古代中医除了汤药内治以外，在很多时候也采用手术疗法，而且手术的范围和适应证相当广泛，不少在当时世界上属先进水平。

中医手术疗法是古代中医外科学研究的一项重要内容，在我国古代，外科医生也被称作疡医。远在春秋战国时期，中国医事制度已把医学分为四科，其中的一科就是疡医。疡医又有若干专业，如肿疡、溃疡、金疡和折疡，分别治疗和处理未溃肿物、已溃疮疡、刀枪箭伤和骨伤等病症。当时人们已开始做外科手术，如被学者们定为先秦时期医学文献的马王堆医书《五十二病方》中就已经记载了不少手术方法。痔疮是影响人们生活和健康的一类重要疾病，书中对于痔漏手术，提出了用犬的膀胱插管入患者肛门，使膀胱充气后向外拉，就可把内痔、混合痔带出肛外，然后进行痔核切除手术。

《后汉书·华佗传》中记载了我国古代杰出的外科

学家华佗的事迹，华佗对中医发展有许多贡献，尤其擅长中医外科，在“针药所不能及者”，常为病人施行手术，可惜他的著作未能传于后世。兔唇，中医也称兔缺，是现代医学所说的唇裂，属于人体的一种先天性畸形，据有关史料记载，我国早在东晋末年就已经发明了唇裂修补术。东晋年间有一位名叫魏咏的人因患兔唇而格外烦恼，很想弥补面部的这一缺陷。有一次他请人相面，相面人说：“先生您是富贵相，以后定有发迹之日。”魏咏听完此言后，更急于治好自己的兔唇，他听说荆州名士殷仲堪帐下有医生能治疗此疾，就前去拜访，殷仲堪让手下的医生给诊治，医生说：“此疾可用割补手术的方法来治疗，术后在百日之内只能喝粥，而且不能言语哭笑，不知先生能否忍受此等寂寞。”魏咏答道：“别说是百日吃粥不语，就是半年甚至再长我也要治疗。”医生为魏咏实施了唇裂整形手术，而且手术做得非常成功。

隋唐时期，我国古代的外科手术水平又有了明显的进步，除了师徒传授的形式外，唐代还专门有培养医生的医学院校，学校里设置了有关的外科课程，如疮肿、角法等，这里面也包括了外科手术的内容，学制为 5 年。在冷兵器时代，因刀箭所伤而导致肠断裂等情况时常发生，隋代医家巢元方在《诸病源候论》中对肠断裂的处理方法作了记载，详细地讲了缝合的步骤、方法和要求，强调肠吻合要通畅，不可漏气等。另外，还谈到了腹壁的分层缝合及术后的饮食护理。外科手术时，缝合线的选择也很重要，古人采用什么作为缝合线呢？《资治通鉴》上说："古代有位叫安金藏的人对其主人一生赤诚，一次圣上猜其主有谋反之意，金藏为了证明其主无谋反之意，竟然用佩刀自剖其胸，五脏出，血流满地，其诚心感动了太后，忙让人接入宫中调治，太医先将其五脏送回原位，再用桑白皮线将破损的腹腔缝合，敷上止血生肌的药膏，一直守候了一夜，金藏才苏醒过来。"除了桑白皮线外，古代外科还用丝线和银丝线作为战伤骨折缝合用线。有关手术缝合的步骤，古人也有要求，元代医学家危亦林在《世医得效方》中谈道，对于肚皮裂开的患者，在缝合时要先用花蕊石散敷在线上，可用麻缕或桑白皮线来缝合，缝时要注意缝里层腹皮，留下外层腹皮用药掺，等待新肉自生。

因战伤或自杀刎颈而致气管断裂者古代外科也很多见，16 世纪在这方面我国外科学家已有很高的水平，明代外科学家陈实功在《外科正宗》中谈道，对于自杀刎颈的人，要尽快尽早地抢救，可先用丝线缝合刀口，还要注意一定要给患者垫上高的枕头，这样缝合的刀口就不容易裂开，外再用绢条缠裹三圈以固定伤口。此外，古代还有落耳缝合术的记录，如明代王肯堂在《证治准绳》中谈道："凡是耳被打落，有一头还连着的，可以用鹅翎、竹夹子等来固定，固定时要两耳相对，缺耳先用麻药涂敷，用剪刀剪去一些外皮，然后用绢线缝合。"这一记载有些类似今天的再植术，古代的再植术除了耳以外，还有鼻被打落的缝合再植，指、趾断落的再植，甚至阴茎的缝合再植等，显微外科技术的发展是20世纪后几十年内的事，从现代医学的角度来看，虽说不能完全排除个别偶然成功的病例，但在当时的技术条件下要取得如此精细的再植术的成功恐怕是不可能的，它只是说明古人的一种可贵的探索精神。

止血技术也是影响外科手术能否成功的关键，我国古代最早采用的是烧烙止血法，如孙思邈在谈到“牙齿涌血出”的治疗时强调，把铁钉烧红，按在血孔中就可止血，这种止血技术以后多用于痔疮及肿瘤摘除术中的出血处理。我国古代采用结扎止血法的最早记录是隋代巢元方的《诸病源候论》。巢氏指出：在做腹腔大网膜切除手术时，遇到患者安定不烦，喘息如故，有疼痛的感觉，说明有出血发生，“当以生丝缕系，绝其血脉”。

以上材料说明，我国古代在外科手术方面曾取得过许多辉煌的成就，不少在当时居世界先进水平，对今天人类外科学的进步和发展也有许多有益的启示。

三十七　膏药大王吴尚先

清代医家吴尚先擅长膏药疗法，是一位有名的膏药大王。

吴尚先，字师机，原名安业，晚年曾号杖仙，别号又称潜玉居士。他是浙江钱塘人，生活于清嘉庆至光绪年间（1806～1886年）。尚先出生于文学世家，家人都希望他在仕途上能有所作为。自幼年起他就决心继承家学，由于天资聪慧，勤奋好学，道光十四年（1834年）考中举人。可世间的不平和百姓的疾苦，使他对仕途开始厌恶，终于以体弱多病为由闲居家中，以后又随家人迁居扬州，平日里以诗文自乐，同时研习医学。中国有句古语称，不为良相，便为良医，尚先决定终生以医为业为百姓解除疾苦。咸丰三年（1853年）他随母迁至泰县，当时他所住地区医疗条件很差，贫苦百姓患病后往往得不到及时有效的医治，看到这种情况，他即萌生了用简、便、廉、验的中医外治法为人们解除疾苦病痛的念头。他不辞劳苦，深入民间，开始运用中医外治法为贫苦百姓治病疗疾。乡居8年，他不为名利，为不少人解除了病痛，从而积累了丰富的经验。为了将自己的经验永远造福于后人，他用骈文体著成了《理瀹骈文》一书，中医几千年的外治经验经吴尚先的整理总结发扬光大，成为中医宝库中的又一颗明珠。

中医外治方法历史悠久，早在人类社会初期就已产生，如类似于今天理疗方法的熨敷及砭石等，经过了历代医家的继承发展逐渐完善，至清代末年吴尚先又将其提高到一个新的水平。《理瀹骈文》原名《外治医说》，撰于1864年，吴氏更改书名的原意是为了取古代医家子华子"医者，理也。药者，瀹也"之意，这里的"瀹"字有药的意思。此书历经20寒暑，易稿10余次，几乎耗费了吴氏毕生的心血，于同治四年（1865年）撰成刊刻问世。由于该书简明实用，深受人们欢迎，以至在同治九年（1870年）、光绪元年（1875年）又连续刊刻印刷。后世学者称吴氏是集中国古代外治法之大成者。《理瀹骈文》集中地反映了他外治法的学术思想、用药配方经验及他对西方医学、民族医学的吸收应用。

外治法自古有之，吴氏治学富于创新精神，他对外治方法有其独到的见解，认为人体内脏虽不可见，但是通过观察外在的色泽、气味、声音、脉象，观察皮、肉、筋、骨的病理表现，可以推测五脏六腑的病变，既然"凡病多从外入"，"症既见于外矣，又奚不可由外治?"此外，尚先提倡和推广外治法主要还考虑到以下几方面的原因：其一是外治法价廉，更便于为无力求医问药的贫苦百姓解除疾苦；其二是外治法不用口服，更适合那些病后不愿服药或不能服药者。

吴尚先所记载的外治方法极为丰富，以膏药应用为主，在《理瀹骈文》中他介绍了21个膏药方，对膏药的药物配伍、熬制操作等都有详细的记载，如清阳膏、散阴膏、金仙膏、云台膏、催生膏等。另外，吴氏的膏药疗法不仅讲究药物配伍，而且还与针灸相配合，将膏药贴在穴位上进行治疗。与中医内治方法相同，中医外治法同样强调辨证施治，如：不同的疾病，膏药贴不同的穴位；同一种膏药贴不同的穴位可治疗相同的疾病；同一种膏药加上不同糁药、敷药可以扩大此种膏药的治疗范围。此外，吴尚先制膏选药还有一个总的原则，就是所用药物必须气味俱厚，他认为只有这样才能达到满意的疗效。吴氏堪称中医外治法大师，他在《理瀹骈文》中所运用的外治法多达几十种，如将药末、砂粒、麦麸、铁砂等炒热后涂敷或熨烫患处的温热疗法，将药物煎汤浸泡、熏洗或用热水熏蒸、冷水溻洗等的水疗法，将黄蜡热敷患处的蜡疗法，将斑蝥或蒜泥等敷于局部使其发泡的发泡疗法，将干净的黄泥调水敷于患处的泥疗法，将药末填塞脐部、耳朵、鼻腔等以治病的填塞疗法，还有像针灸、按摩、刮痧、拔火罐等治疗方法。吴尚先应用以上这些外治法治疗内、外、妇、儿、骨、五官等多科疾病，尤其治疗内科杂症，一些验方至今仍在民间流传，如目前临床应用的中药离子导入法治疗骨关节病，中药穴位敷贴治疗哮喘，以及市场上出售的按摩器、中药药枕、磁疗项链等都可以说是中医外治法与现代科学技术结合的产物，是古代外治法的发展。

吴尚先重视和倡导应用外治法，同时他在临床上也能正确处理内治与外治的关系，他主张“外治之理，即内治之理；外治之药，亦即内治之药，所异者法耳”，认为中医内、外治法的理论基础是一致的，所不同的仅仅是采用的治疗方法不同而已，并强调“治病不可偏执一法”，“以外治佐内治，能两精者乃无一失”。他还能博采古今中外医家的经验，19 世纪末，西方医学已传入我国，在这样一个历史环境中，作为一名中医专家，他对西方医学并没有采取排斥的态度，而是吸收西医外治经验为自己所用。另外，吴氏还收集了不少我国少数民族的外治经验。吴尚先还是一位具有高尚医德的外治专家，他为百姓疗疾治病不图名利，不计报酬，为了方便人们治病，他还专门传授医方与病人，因此，深受广大患者的尊敬和爱戴。

三十八　中西医结合的先行者

中医、西医、中西医结合三支力量并存，是我国医学体系的特色。中西医结合最初称为“中西医汇通”，是我国固有的传统医学在受到西洋医学的影响时出现的一种旨在融合中、西两种医学的学术思想和流派。

中西医汇通的思想渊源是中西汇通。而中西汇通的思想可以追溯到17世纪初期。明代著名科学家和思想家徐光启认为，对于西法，先要翻译、学习，然后“会通”而“归一”，最后“超胜”。当时即有以方以智为代表的科学家，受西洋传入的近代医学的影响，把大量的西医内容如生理解剖知识吸收到自己的著作如《物理小识》、《脉考》、《古方解》等之中，表现出较为明显的汇通中西医的倾向。方以智在研究中西医学术之后，作了比较，认为西医“详于质测”（实地的生理解剖）而不如中医“言通几”（气化学说），中西医各有特色、各有所长。最早明确提出“中西医汇通”的人，不是医家，而是清代洋务派代表人物李鸿章。李鸿章在为《万国药方》（1890年）作序时写道：“倘学者合中西之说而会其通以造于至精极微之境，于医学岂曰小补!”之后，郑观应、陈次亮等人也主张中西医“参”、“合”。在中医学界也先后出现唐宗海、朱沛文、恽铁樵、张锡纯、杨则民等主张中西医汇通的著名医家，由于所处时代和思想背景不同，各自表现在对待西洋医学的态度和中西汇通中的动机、方法也不同。

唐宗海（1862～1918 年），字容川，四川彭县人。幼年攻读儒学，后因父亲多病，遂留心医学。清代光绪十五年（1889 年）中进士，与“戊戌六君子”之一刘光第为友，受改良主义思想影响。学识广博，提倡“好古而不迷信古人，博学而能取长舍短”，故能在西洋医学日渐盛行之际，成为中西医汇通派的早期代表人物之一。代表著作有《中西汇通医经精义》（初名《中西医判》，1892 年）。他认为以《黄帝内经》、《伤寒杂病论》、《神农本草经》等为代表的汉代以前的经典中医学远远胜过当时的西医学，晋唐特别是宋元以降，中医学失去了经典原来的旨意而出现失误，才导致近世中西医互有优劣的地步。认为即使西医的生理解剖学有所“长”，但也没有完全超出《黄帝内经》、《难经》的范畴，如说“西人虽详于形迹而犹未及《内经》之精”。甚至认为中医早已超越解剖阶段，而进入更高级的“气化”阶段。所以，当代中医的任务是恢复、发扬经典中医学，方法是通过对经典中医“精义”的阐发，完善现有的中医学。西医只不过是近代出现的如同宋元之后出现的各中医流派的一种，可用来注解“医经精义”。书中引用了西医的解剖生理学来印证中医的经典理论，如“《内经》名脉，西医名管，其实一也”。但也不乏牵强附会之处。唐宗海虽然说过“西医亦有所长，中医岂无所短”，“不存畺域之见，但求折衷归于一是”，但他主张学习和吸收西医的内容，着眼点在保存经典中医学，表现为对当时崇外思想有所批判，同时也有较明显的崇古倾向。这是中西医汇通思想的一种表现形式。

另一种中西医汇通思想是出于真正认识到中西医各有所长、各有所短，需要互相学习、互相补充，才能促使传统中医学的继续发展，或融汇中、西医之长的“汇通医学”。早期的代表人物是朱沛文。朱沛文（约1805～?），字少廉，又字绍溪，广东南海（今佛山）人。出身医生家庭，自幼随父习医，广泛阅读古今中医书籍及当时翻译的西医书籍，并亲身到西医院内观看人体解剖，对中西医都有一定认识，因而评价中西医学，比较中肯。1892年撰成《华洋脏象约纂》（又称《中西脏腑图象合纂》），将《黄帝内经》、《难经》、《医林改错》等中医书中有关人体脏腑图像，与西方解剖生理学图谱进行对照、论述。认为中西医“各有是非，不能偏主；有宜从华者，有宜从洋者”，中医“精于穷理，而拙于格物”，但“信理太过，而或涉于虚”；西医“长于格物，而短于穷理”，但“逐物太过，而或涉于固”，意思是说中医理论圆通，有时未免流于玄虚，而西医长于观察、实验，有时未免刻板机械。提出中西医汇通要以临床验证为标准，“通其可通，而并存其互异”。朱氏提出的中西汇通的观点显然比唐宗海要进步得多。这种主张中西医互相学习、取长补短来促进传统中医学发展或产生一种新的汇通医学的观点，逐渐为较多的中医人士接受，并成为后期的中西医汇通思想的主流，如民国时期恽铁樵、张锡纯、杨则民等人在这方面皆有建树，亦为中西医汇通学派的核心人物。

恽铁樵（1878～1935年），名树珏，江苏武进人。1906年毕业于南洋公学，1911年入商务印书馆为编译员，次年主编《小说月报》，译入西方小说，颇有影响。1916年因丧子及自身体弱多病，遂钻研中医经典著作，1920年在上海开业行医，并著书立说，创办中医函授学校。撰有《论医集》、《伤寒论研究》、《群经见智录》等22种著作，皆收入《药盦医学丛书》。其中《群经见智录》是其代表作。恽铁樵精通旧学，又受过近代科学的系统训练，他清楚地认识到中西医互有短长，指出“今日中西医皆立于同等地位”，中医注重“形能”、“气化”以及四时五行等，西医讲究生理解剖、细菌病理和局部解剖。认为“欲昌明中医学，自当沟通中西，取长补短”，须“取西国学理，补助中医”。同时指出：“必须吸取西医之长，与之化合，以产生新中医。”这些见解与现代中西医结合学者的主张非常接近。

张锡纯（1860～1933年），字寿甫，河北盐山人。父亲通医道，遵父之嘱而学中医。30岁后，开始接触西医，认为西医之学，不同于中医，多出中医之外。

又过了10多年，随着研习与临证功夫的精深，才知西医新异之理，多包括在中医之中。一生致力于沟通中西医学，代表作《医学衷中参西录》（1918年）充分反映了他的学术主张，以中医为主体，取西医之长，补中医之短。在医学理论上，他以中西医理互相印证，特别是藏象学说和解剖生理的互证，如：心为识神，脑为元神；《难经》所论肺为五脏六腑之所始终，相当于西医生理学上的小循环；等等。他的成就尤其反映在临证上，其特点是中西药并用，如中药石膏清解实热与西药阿斯匹林发汗解表相配用，还用中西药理进行阐释，如萸肉救脱、参芪利尿等等，勇于探索，在实践中扩大中药的应用范围。他认为“中药和西药相助为理，诚能相得益彰。能汇通中西药品，即渐能汇通中西病理，当今医界之要务。洵当以此为首图”。可见，他的汇通中西医更注重实际。

杨则民（1893～1948年），又名寄玄，号潜盦，浙江诸暨人。年轻时因参与学潮，被捕入狱，于狱中钻研中西医学。出狱后，更偏重于中医经典《黄帝内经》、《伤寒论》等的研习，先后在上海、浙江等地医刊上发表论文，且在浙江中医专门学校任教，精通辩证法，用辩证唯物主义思想来阐释《黄帝内经》，著《内经哲学之检讨》（1932年），颇有学术价值。在中西医比较方面，认为“中医重辨证，西医重识病。辨证之目的在应用药治，识病之目的在于明了病所”。主张应各取中西医两者之长。

唐宗海、朱沛文、恽铁樵、张锡纯、杨则民等中西医汇通学者，由于在方法论上、总的指导思想方面，以及对中西医各自的优劣认识方面，都存在着时代的局限，因而其成绩还是有限的，但他们作为中西医结合的先行者，为新中国成立后中西医结合工作打下基础，其功绩是不朽的。

三十九　近代中医药界的抗争

我国人民自古以来就有吸收和融化外国医学及其他一切先进科学技术成果的优良传统。如秦汉以后吸收西域、印度、阿拉伯医学，为我国人民保健所用，由于这些外来医学多为经验医学，除了丰富我国医药学内容之外，对中医的整体、中医的理论框架建构影响很少。这种现象甚至到明末清初所谓“第一次西洋医学传入”时仍然保持着。

医史学家所称的“第一次西洋医学传入”，是指明末清初西洋医学通过翻译、传教士传播等途径传入。如龙华民、邓玉函合译《人身图说》，邓玉函译《人身说概》等，当时的著名学者方以智、徐光启、汪昂等人从外国医学译本中吸取西医知识，写入自己的著作，介绍给国人。另外继明末之后，西方传教士于清初继续来华，利用医药进行传教活动。康熙三十二年（1693 年）五月，康熙皇帝患疟疾，久治不愈，传教士洪若翰、刘应献上西南亚寄来的金鸡纳一磅，张诚、白晋又进其他西药，治愈了康熙的病。从此传教士得到康熙的信任。当时，来华的外国传教士医师多人，他们的活动，进一步扩大了西医药的影响，但此时西医药在中国仍未形成系统，故对中医的影响、冲击不大。不久，清政府实行闭关锁国政策，西医药的传入亦告停顿。

1805年皮尔逊将牛痘传入中国，被称为“第二次西洋医学传入”，此后西洋医学的理论和技术不断被介绍到中国。近代西方医学得益于日新月异的科学技术，亦飞速发展。如乙醚麻醉应用于肿瘤切除，发明X光机、心电图机，化学药品、生物制品、激素、维生素、疫苗等不断发明和研制。所有这些新技术、新药品、新疗法、新器械很快被引入我国，大大提高了西医的疗效，赢得了病人的信任。西医学在中国的影响日益扩大，到20世纪初已初具规模，与中医学并驾齐驱。在中国出现了两种完全独立的医学体系，即固有的中医和传入的西医，成为近代中国医学最重要的特点。

在近代中国，西医学传入为人民提供了新的医疗手段，这是一件好事。但由于当时在日本等国，汉方医药一度被废止，西方医学取代了传统的汉方医药，一些留洋尤其是留日的医学生，回国后，在民族虚无主义的错误思想指导下，由学术上否定中医发展到有政府支持的取缔中医事件，由此引发了近代中医界为生存发展而抗争的一系列运动。

1912年，北洋军阀政府教育总长汪大燮就宣称：“决意今后废去中医，不用中药。”当即遭到中医界的强烈反对，中医余德壎（音 xūn）、包识生等向全国发出呼吁，并联合全国各地中医组成“医药救亡请愿团”，进行斗争，最终使消灭中医的政策没有得到推行。

但企图消灭中医的主张并未彻底根除。1929 年 2 月，国民党政府在南京召开第一次中央卫生委员会议，通过了余云岫等人提出的“废止旧医以扫除医事卫生之障碍案”。此案认为：“旧医一日不除，民众思想一日不变，新医事业一日不能向上，卫生行政一日不能进展。”其言论武断、荒唐。他们还提出限期登记中医执照、训练中医，不准登报介绍中医，不准新闻杂志宣传中医，禁止成立中医学校，规定中医营业执照限期 15 年等措施，以最终达到消灭中医的目的。

上海《新闻报》1929 年 2 月 26 日披露了废止中医案获准通过的消息，立即引起了全国中医药界的极大愤怒和强烈反对。上海市中医协会常委夏应堂、殷受田、朱少坡等立即致电南京卫生部表示坚决反对，并将该电文登在《新闻报》上，通告全国中医同行。几天里，各地中医药团体、药商团体、全国商会联合会等纷纷致电当局：撤销提案，保存中医。一时舆论哗然。随后各地中医代表聚集上海，并于同年 3 月 17 日召开全国医药团体代表大会，提出将中医列入学制系统、成立全国医药团体总联合会、定“三一七”为国医节等。会后，推选谢利恒、随翰英、蒋文芳、陈存仁、张梅庵 5 人，赴南京请愿，要求当局取消这一决议，最终当局答应暂不执行。但事过不到半年，当局有关机构连续发布了带有明显歧视中医的法令，如将中医学校一律改称“中医传习所”，中医医院改为医室并禁用西药及器械等。这些法令再次遭到中医界的反对。

国民党当局为了缓和中医界的情绪，同意设立中央国医馆。中央国医馆于1931年3月17日成立，这是南京政府消灭中医，中医界奋起抗争的妥协产物。虽然该馆的宗旨为“采用科学方式整理中国医药，改善疗病及制药方法”，规定“为便利病家治疗及培养医药人才，得附设医院及医药学校”，各省设分馆，但由于它的半官、半民、半学术、半行政的性质，实际工作起来非常困难，如在维护中医权益、出版刊物、开展学术研究、编写教材等方面都做了一些工作，但成绩不大。

中央国医馆成立后，代当局草拟了《国医条例》。当时的馆长为法制委员会委员长焦易堂，所以立法院顺利通过此条例。但待咨达行政院时，汪精卫拒不公布，公然诬蔑“国医言阴阳五行不重解剖，在科学上实无根据；至国药全无分析，治病效能渺茫”。认为“凡属中医不许执业，全国中药店，限令歇业”。当时的中医刊物《医界春秋》等予以批驳，斥责汪精卫“亡国未足，必灭种而后快”。后来还是被压而不发达两年多，直至1934年1月，中医界又请愿，要求公布《中医条例》，最后竟由国医馆代掌行政权，“采行中医条例”。1935年11月，冯玉祥等人提出“提议政府对中西医应平等待遇以宏学术而利民生案”，政府被迫于1936年1月22日公布《中医条例》。但这只不过是政府被迫无奈通过的一纸条文，并不能解决中医药发展的实际问题。当局在此之后，再也没有主动采取过任何行政措施支持中医药事业。

中医药学根植于民众，所以它的发展动力也来自民间。为了中医的生存和发展，各地都创办了中医教育、中医刊物和中医药学术团体。中医药学校，最初有浙江瑞安陈虬的利济医学堂（1885 年）、嘉定朱成璈的私立中国医药学校（1914 年）、上海中医专门学校（1917 年）等。中医期刊一时竟多达数百种，但由于多为团体或私人所办，经费困难，人员不足以及战争等影响，难以长期不断地出刊，其中仅有《中医杂志》、《三三医报》、《医学杂志》、《医界春秋》、《国医公报》、《光华医药杂志》、《华西医药杂志》等持续的时间较长。这些刊物在探讨中医药学术、开展中西医汇通研究、团结中医药人士、反对和抵制废止中医的法令、维护中医界的权益、促进中医发展等方面发挥了积极的作用。

历史证明，中医药是中华民族的优秀遗产之一，不是某些集团或个人所能消灭的，一些国家如日本到 20 世纪 70 年代后，曾被取缔的汉方医药又重登历史舞台。在我国，中华人民共和国成立后中医药得到政府的高度重视，中医药事业各个领域取得了世人瞩目的成就。

四十　毛泽东与中医药

我国传统中医药学发展到今天成为世界瞩目的富有民族特色的医学，与毛泽东的关怀密不可分。

无论是战争年代还是和平时期，相信和发展中医药都是毛泽东的一贯主张。

早在20世纪30年代井冈山时期，针对敌军的“围剿”，根据地缺医少药的实际情况，毛泽东就强调指出“草医草药要重视起来”。当时红军医院收容参加反“围剿”的200多名伤员，全部采用中医中药治疗。在延安时期，毛泽东在1940年参加中国医科大学纪念白求恩逝世一周年大会时强调指出：要团结中医，发挥中医的作用。毛泽东还指出：“陕甘宁边区的人、畜死亡率都很高，许多人民还相信巫神。在这种情形之下，仅仅依靠新医是不可能解决问题的……不联合边区现有的一千多个旧医和旧式兽医，并帮助他们进步，那就是实际上帮助巫神，实际上忍心看着大批人畜死亡。”

毛泽东是相信中医的。在延安时，由于环境条件恶劣，他曾患右肩关节周围炎，发作时痛得胳膊都抬不起来，吃了不少西药仍不见效。后来请当地著名中医李鼎铭与西学中医生鲁之俊用中药、针灸，配合按摩疗法而获痊愈。50 年代，毛泽东去苏联开会期间患了病，当时的苏联领导人斯大林派医生为他诊治，被毛泽东婉言谢绝了。毛泽东坚持要吃中药。对这一点，国民党元老陈立夫先生非常赞赏，说要写传颂扬他。

毛泽东信任中医来自他自己的亲身体验和认识。有一位自 1954 年起至 1976 年一直担任毛泽东保健工作的医生曾回忆一些轶事："地大物博，人口众多"是当时人们用来描述中国特点的常用语。毛泽东对他说，这两句话与中医都有直接的关系。并解释道，由于"地大物博"，才有那么多的植物、动物和矿物成为中药，历史上有数不尽的天灾人祸，但最后中国还是以"人口众多"屹立在世界东方，这里边中医起了不可磨灭的作用啊。有一次，毛泽东在谈到鲁迅《父亲的病》对清代名医叶天士用梧桐叶做药引不以为然时说，从叶天士取秋天的梧桐叶这个例子可以看出，中医懂得人的疾病受自然环境的影响，叶天士把人体的病变和气候、环境联系起来是很高明的，这种认识即使在科学发达的今天，也是很先进的。中国这么大、人口这么多，自然环境、气候条件、生活习惯和各地人民的气质，都有很大差别，不能以一概全。而中医正是重视这种差别，才派生出各种学派、各家学说。各个学派的不断发展，汇成了中医这个整体的巨流，这对现代科学也有可以借鉴之处，所以，"中国对世界有大贡献的，我看中医是一项”。

1949 年 9 月，毛泽东在接见全国卫生行政会议代表时，从保护和发展中医药这一宝贵的祖国文化遗产出发，提出：必须很好地团结中医，提高技术，搞好中医工作，发挥中医力量。1956 年 8 月 24 日，毛泽东在接见音乐工作者时说：“应该学外国的近代的东西，学了以后来研究中国的东西。”“就医学来说，要以西方的近代科学来研究中国的传统医学的规律，发展中国的新医学。”并说：“我们接受外国的长处，会使我们自己的东西有一个跃进。中国的和外国的要有机地结合，而不是套用外国的东西。”毛泽东还说过，历史上中医的一个很大特点是从不拒绝接受外来的好东西，比如中药胖大海，实际上是进口货，但中医拿过来了，现在谁能说它不是中药呢？中医所以得到发展，是由于兼收并蓄，博采众长。

1950 年，毛泽东为第一届全国卫生工作会议题词：“团结新老中西各部分医药卫生工作人员，组成巩固的统一战线，为开展伟大的人民卫生工作而奋斗。”这次会议把“团结中西医”定为卫生工作的重要方针之一。这一方针是根据中国国情和中医的实际情况制定的。首先，中医药在中华民族数千年保健史上有着杰出的成就，是科学的（其中存在的非科学的内容，可以通过研究予以扬弃）。其次，50 年代初的国情是人口近 5 亿，但西医生不足 2 万，而中医生则有 50 多万，如不发挥中医的作用而仅仅依靠西医的力量，要为全国人民提供医疗保健是根本不可能的。

但是中华人民共和国成立初期，卫生行政领导部门没有正确地领会和认真贯彻执行毛主席和党中央的中医政策，认为团结中医，帮助中医提高技术，就是用西医的观点来要求中医。于是，在当时卫生部所组织的中医业务进修，各地建立进修学校以及所开办的进修班中，讲授的内容主要是西医，客观上起到改造和限制中医的作用。他们在处理中医问题时，对中医的提高和改造要求过高过急，不是从保持中医传统的理论和医疗特色出发来发展中医，而是错误地认为中医必将被西医所代替，“由城到乡，由乡走向自然淘汰”。卫生部1951年后陆续颁布的《中医师暂行条例》、《中医师考试暂行办法》，不合实际，要求过苛，使大多数中医不能合法执业。中央卫生部直接领导进行的中医资格审查，仅就华北区68个县来讲，竟有90%以上的中医被认为是“不合格”的。对中医师的考试，由于多为西医内容，使得大多数中医被淘汰，如天津中医师考试，其结果仅有十分之一的中医通过。这些错误的条例、规定、办法和措施，在全国卫生界造成了极为严重的影响，立即遭到中医界的强烈反对。

针对当时存在的对党的中医政策理解不够、贯彻不力的情况，毛泽东、刘少奇、周恩来等领导人相继作了重要指示，多次对中医政策作了阐述，指出轻视中医的错误，认为当务之急是西医学习中医而不是中医学习西医。1954年10月20日、11月2日《人民日报》分别发表《贯彻对待中医的正确政策》、《加强对中药的管理和研究工作》等社论，要求卫生行政部门端正认识，认真贯彻党的中医政策，把中医中药的工作搞好。

毛泽东为改进中医工作提出一些具体措施，如即时成立中医研究机构，罗致好的中医人才进行研究，派好的西医学习中医，共同参加研究工作；吸收中医参加大医院工作，扩大和改进中医的业务，改善中医进修工作，加强对中药产销的管理，整理出版中医书籍等。中央文委根据毛泽东的指示，成立中医问题临时工作组，对中医的基本情况和主要问题进行了较深入的调查研究，并写出《关于改进中医工作问题的报告》。毛泽东的指示精神贯穿这个报告，中央批准这个报告后，即逐一落实。

在这些改进措施中，成立中医研究院被作为一项关键性的措施。1955 年 12 月 19 日中医研究院（现称中国中医研究院）成立。下设内科、外科、妇科、针灸、中药、中医史等部门，并从全国各地聘来 30 位学有专长、造诣很深的名中医来院工作。

同时，毛泽东还发出“西医学习中医”的号召，并提出一些具体的改进措施，其中有：要抽调 100 ~ 200 名医科大学或医学院校毕业生，交给有名的中医，去学他们的临床经验，而且学习应当抱很虚心的态度。毛泽东曾认为中医带徒的方法也很好，一面教读医书学理论，一面带他看病，使理论与实践紧密结合起来，这种教学方法很先进，带一个出一个，很少出“废品”，所谓“名师出高徒”不是一句空话，因为他们让学生从一开始就懂得理论与实践的不可分割。

在中医研究院成立的同时，全国第一届西医离职学习中医研究班开学，从全国调来76名有经验的西医参加了学习。蒲辅周、秦伯未等名医都来讲课，取得很好的效果。1958年10月11日，毛泽东在该班总结报告上作了重要批示，预言“其中可能出几个高明的理论家”。诚如其言，这一班毕业的学员，后来大都成为中医或中西医结合的学科带头人和技术骨干。另外，还有各地相继培养的西学中医生，都作出了较为突出的贡献。

其实，毛泽东关于中西医结合的思想，早在1928年就有萌芽。他在《井冈山的斗争》一文中就指出“用中西两法治疗”。在延安时，毛泽东对李鼎铭大夫说：“现在延安西医看不起中医，你看边区的医学应如何发展?”李鼎铭说：“中西医各有长处，只有团结才能求得进步。”毛泽东听后很赞同，说：你这个想法好，以后中西医一定要结合起来。

毛泽东在关于西医学习中医班报告的批示中提出“中国医药学是一个伟大的宝库，应当努力发掘，加以提高”的重要论断，在医药卫生界产生了深远的影响，极大地推动了中医药事业的发展。自50年代末开始，全国各地陆续建立中医医院，综合医院也设立了中医科，继北京、上海、成都、广州之后，大多数省成立了中医学院，并建立各级中医研究机构，中医药的医疗、教育、科研初具规模，为日后的发展奠定了良好的基础。

综上所述，毛泽东对中医、中西医结合事业十分关怀、十分支持。毛泽东关于中医、中西医结合及发展我国自己的医药卫生事业的理论阐述，来源于他对中医药数千年为中华民族保健所作贡献历史的客观考察，来源于他对中国国情的调查、分析和合乎实际的估价，是关于实事求是、一切从实际出发、为工农群众服务等毛泽东思想精髓在医药卫生方面的生动体现，也是毛泽东把马克思主义原理与中国实际相结合的光辉典范。

参考书目

1.《中华文明史》（第1~10卷），河北教育出版社，1989~1994。

2. 李经纬、鄢良、朱建平：《中国古代文化与医学》，湖北科学技术出版社，1990。

3. 李经纬、程之范主编《中国医学百科全书·医学史》，上海科学技术出版社，1987。

4. 杜石然主编《中国古代科学家传记》（上、下集），科学出版社，1992~1993。

5. 朱建平、潘平、廖果：《妙药即在体内》，华艺出版社，1993。

《中国史话》总目录

系列名	序号	书名	作者
物质文明系列（10种）	1	农业科技史话	李根蟠
	2	水利史话	郭松义
	3	蚕桑丝绸史话	刘克祥
	4	棉麻纺织史话	刘克祥
	5	火器史话	王育成
	6	造纸史话	张大伟　曹江红
	7	印刷史话	罗仲辉
	8	矿冶史话	唐际根
	9	医学史话	朱建平　黄　健
	10	计量史话	关增建
物化历史系列（28种）	11	长江史话	卫家雄　华林甫
	12	黄河史话	辛德勇
	13	运河史话	付崇兰
	14	长城史话	叶小燕
	15	城市史话	付崇兰
	16	七大古都史话	李遇春　陈良伟
	17	民居建筑史话	白云翔
	18	宫殿建筑史话	杨鸿勋
	19	故宫史话	姜舜源
	20	园林史话	杨鸿勋
	21	圆明园史话	吴伯娅
	22	石窟寺史话	常　青
	23	古塔史话	刘祚臣

系列名	序号	书名	作者
物化历史系列（28种）	24	寺观史话	陈可畏
	25	陵寝史话	刘庆柱　李毓芳
	26	敦煌史话	杨宝玉
	27	孔庙史话	曲英杰
	28	甲骨文史话	张利军
	29	金文史话	杜　勇　周宝宏
	30	石器史话	李宗山
	31	石刻史话	赵　超
	32	古玉史话	卢兆荫
	33	青铜器史话	曹淑琴　殷玮璋
	34	简牍史话	王子今　赵宠亮
	35	陶瓷史话	谢端琚　马文宽
	36	玻璃器史话	安家瑶
	37	家具史话	李宗山
	38	文房四宝史话	李雪梅　安久亮
制度、名物与史事沿革系列（20种）	39	中国早期国家史话	王　和
	40	中华民族史话	陈琳国　陈　群
	41	官制史话	谢保成
	42	宰相史话	刘晖春
	43	监察史话	王　正
	44	科举史话	李尚英
	45	状元史话	宋元强
	46	学校史话	樊克政
	47	书院史话	樊克政
	48	赋役制度史话	徐东升
	49	军制史话	刘昭祥　王晓卫

系列名	序号	书名	作者
制度、名物与史事沿革系列（20种）	50	兵器史话	杨　毅　杨　泓
	51	名战史话	黄朴民
	52	屯田史话	张印栋
	53	商业史话	吴　慧
	54	货币史话	刘精诚　李祖德
	55	宫廷政治史话	任士英
	56	变法史话	王子今
	57	和亲史话	宋　超
	58	海疆开发史话	安　京
交通与交流系列（13种）	59	丝绸之路史话	孟凡人
	60	海上丝路史话	杜　瑜
	61	漕运史话	江太新　苏金玉
	62	驿道史话	王子今
	63	旅行史话	黄石林
	64	航海史话	王　杰　李宝民　王　莉
	65	交通工具史话	郑若葵
	66	中西交流史话	张国刚
	67	满汉文化交流史话	定宜庄
	68	汉藏文化交流史话	刘　忠
	69	蒙藏文化交流史话	丁守璞　杨恩洪
	70	中日文化交流史话	冯佐哲
	71	中国阿拉伯文化交流史话	宋　岘

系列名	序号	书名	作者
思想学术系列（21种）	72	文明起源史话	杜金鹏　焦天龙
	73	汉字史话	郭小武
	74	天文学史话	冯　时
	75	地理学史话	杜　瑜
	76	儒家史话	孙开泰
	77	法家史话	孙开泰
	78	兵家史话	王晓卫
	79	玄学史话	张齐明
	80	道教史话	王　卡
	81	佛教史话	魏道儒
	82	中国基督教史话	王美秀
	83	民间信仰史话	侯　杰
	84	训诂学史话	周信炎
	85	帛书史话	陈松长
	86	四书五经史话	黄鸿春
	87	史学史话	谢保成
	88	哲学史话	谷　方
	89	方志史话	卫家雄
	90	考古学史话	朱乃诚
	91	物理学史话	王　冰
	92	地图史话	朱玲玲
文学艺术系列（8种）	93	书法史话	朱守道
	94	绘画史话	李福顺
	95	诗歌史话	陶文鹏
	96	散文史话	郑永晓
	97	音韵史话	张惠英
	98	戏曲史话	王卫民
	99	小说史话	周中明　吴家荣
	100	杂技史话	崔乐泉

系列名	序号	书名	作者
社会风俗系列（13种）	101	宗族史话	冯尔康　阎爱民
	102	家庭史话	张国刚
	103	婚姻史话	张　涛　项永琴
	104	礼俗史话	王贵民
	105	节俗史话	韩养民　郭兴文
	106	饮食史话	王仁湘
	107	饮茶史话	王仁湘　杨焕新
	108	饮酒史话	袁立泽
	109	服饰史话	赵连赏
	110	体育史话	崔乐泉
	111	养生史话	罗时铭
	112	收藏史话	李雪梅
	113	丧葬史话	张捷夫
近代政治史系列（28种）	114	鸦片战争史话	朱谐汉
	115	太平天国史话	张远鹏
	116	洋务运动史话	丁贤俊
	117	甲午战争史话	寇　伟
	118	戊戌维新运动史话	刘悦斌
	119	义和团史话	卞修跃
	120	辛亥革命史话	张海鹏　邓红洲
	121	五四运动史话	常丕军
	122	北洋政府史话	潘　荣　魏又行
	123	国民政府史话	郑则民
	124	十年内战史话	贾　维
	125	中华苏维埃史话	杨丽琼　刘　强
	126	西安事变史话	李义彬
	127	抗日战争史话	荣维木

系列名	序号	书名	作者
近代政治史系列（28种）	128	陕甘宁边区政府史话	刘东社　刘全娥
	129	解放战争史话	朱宗震　汪朝光
	130	革命根据地史话	马洪武　王明生
	131	中国人民解放军史话	荣维木
	132	宪政史话	徐辉琪　付建成
	133	工人运动史话	唐玉良　高爱娣
	134	农民运动史话	方之光　龚　云
	135	青年运动史话	郭贵儒
	136	妇女运动史话	刘　红　刘光永
	137	土地改革史话	董志凯　陈廷煊
	138	买办史话	潘君祥　顾柏荣
	139	四大家族史话	江绍贞
	140	汪伪政权史话	闻少华
	141	伪满洲国史话	齐福霖
近代经济生活系列（17种）	142	人口史话	姜　涛
	143	禁烟史话	王宏斌
	144	海关史话	陈霞飞　蔡渭洲
	145	铁路史话	龚　云
	146	矿业史话	纪　辛
	147	航运史话	张后铨
	148	邮政史话	修晓波
	149	金融史话	陈争平
	150	通货膨胀史话	郑起东
	151	外债史话	陈争平
	152	商会史话	虞和平
	153	农业改进史话	章　楷
	154	民族工业发展史话	徐建生
	155	灾荒史话	刘仰东　夏明方
	156	流民史话	池子华
	157	秘密社会史话	刘才赋
	158	旗人史话	刘小萌

系列名	序号	书名	作者
近代中外关系系列（13种）	159	西洋器物传入中国史话	隋元芬
	160	中外不平等条约史话	李育民
	161	开埠史话	杜语
	162	教案史话	夏春涛
	163	中英关系史话	孙庆
	164	中法关系史话	葛夫平
	165	中德关系史话	杜继东
	166	中日关系史话	王建朗
	167	中美关系史话	陶文钊
	168	中俄关系史话	薛衔天
	169	中苏关系史话	黄纪莲
	170	华侨史话	陈民 任贵祥
	171	华工史话	董从林
近代精神文化系列（18种）	172	政治思想史话	朱志敏
	173	伦理道德史话	马勇
	174	启蒙思潮史话	彭平一
	175	三民主义史话	贺渊
	176	社会主义思潮史话	张武 张艳国 喻承久
	177	无政府主义思潮史话	汤庭芬
	178	教育史话	朱从兵
	179	大学史话	金以林
	180	留学史话	刘志强 张学继
	181	法制史话	李力
	182	报刊史话	李仲明
	183	出版史话	刘俐娜

系列名	序号	书名	作者
近代精神文化系列（18种）	184	科学技术史话	姜　超
	185	翻译史话	王晓丹
	186	美术史话	龚产兴
	187	音乐史话	梁茂春
	188	电影史话	孙立峰
	189	话剧史话	梁淑安
近代区域文化系列（11种）	190	北京史话	果鸿孝
	191	上海史话	马学强　宋钻友
	192	天津史话	罗澍伟
	193	广州史话	张　苹　张　磊
	194	武汉史话	皮明庥　郑自来
	195	重庆史话	隗瀛涛　沈松平
	196	新疆史话	王建民
	197	西藏史话	徐志民
	198	香港史话	刘蜀永
	199	澳门史话	邓开颂　陆晓敏　杨仁飞
	200	台湾史话	程朝云

《中国史话》主要编辑出版发行人

总 策 划 谢寿光 王 正

执行策划 杨 群 徐思彦 宋月华 梁艳玲 刘晖春 张国春

统 筹 黄 丹 宋淑洁

设计总监 孙元明

市场推广 蔡继辉 刘德顺 李丽丽

责任印制 岳 阳